AF493876

LETTRES MÉDICALES

SUR

LE GRAND HOPITAL SAINT-ANDRÉ

ET

LES HOSPICES CIVILS DE BORDEAUX,

SUIVIES

D'APERÇUS PHILOSOPHIQUES

SUR LES MOEURS MÉDICALES;

PAR A. P. BANCAL,

MÉDECIN.

> On me demandera si je suis prince ou législateur, pour écrire sur la politique. Je réponds que non, et que c'est pour cela que j'écris sur la politique. Si j'étais prince ou législateur, je ne perdrais pas mon temps à dire ce qu'il faut faire, je le ferais ou je me tairais.
>
> J. J. ROUSSEAU, *Contrat social.*

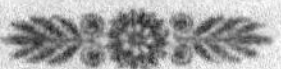

Se vend chez { TEYCHENEY, lib.^re, rue Esprit des Lois, à Bordeaux. BAILLIÈRE, libraire, rue de l'École de Médecine, n.º 13, à Paris.

BORDEAUX. — 1834.

IMPRIMERIE DE LAVIGNE JEUNE, FOSSÉS DE L'INTENDANCE,
N.° 15.

AU LECTEUR.

Le Gouvernement a consulté il y a quelques mois l'Académie royale de Médecine de Paris, sur un projet de loi dont on voudrait enfin doter la médecine. Ce projet laisse entrevoir la salutaire intention de créer en France trois nouvelles Facultés, et d'en fixer le siége dans les plus grandes villes du royaume.

Long-temps avant que les journaux eussent rendu public le rapport fait à l'Académie par l'organe de son savant rapporteur, M. Double, j'avais arrêté le plan de l'ouvrage que je livre aujourd'hui à mes concitoyens.

Plusieurs de mes amis en avaient pris connaissance ; je l'avais soumis aussi à M. Brun, maire de Bordeaux, et j'avais reçu de cet administrateur, si dévoué à tous les intérêts de notre cité, les plus honorables encouragemens.

Ces droits d'antériorité que j'établis n'ont

d'autre but que de prouver qu'alors qu'on ignorait les résolutions du ministère, je m'occupais d'un sujet d'un intérêt seulement local; mais par un hasard favorable dont je me félicite bien sincèrement, je me trouve assez heureux d'avoir réuni des documens nombreux, sur les ressources immenses que présente Bordeaux pour l'établissement d'une Faculté de Médecine. Peut-être ces documens ne seront pas sans intérêt pour le Gouvernement lui-même.

J'ose donc espérer qu'en temps opportun la députation, les autorités du département et de la ville, appuyées du corps entier des médecins, sauront soutenir les droits légitimes de la cité, et obtenir parmi nous l'installation d'une Faculté de Médecine. Bordeaux mérite à tous égards cette faveur. Je ne sache pas qu'en France aucune autre ville présente des avantages plus propres à la justifier.

LETTRES MÉDICALES

SUR

LE GRAND HOPITAL S.T ANDRÉ

DE BORDEAUX.

PREMIÈRE LETTRE.

Érection de l'hôpital Saint-André de Bordeaux. — Administrateurs qui ont concouru à la construction de ce beau monument. — Énumération des ressources fournies pour son entretien et celui des hospices civils de Bordeaux. — Répartitions spéciales des revenus des hospices; population et mouvement dans chacun de ces établissemens.

Bordeaux, le 1.er Mars 1834.

A Monsieur le professeur baron DUBOIS, *de la faculté de Médecine de Paris, etc.*

Mon vénérable ami,

Voila bientôt un an que vous avez quitté Bordeaux; votre séjour parmi nous fut bien court; à peine eûtes-vous le temps de parcourir une ville qui, depuis un demi-siècle, vous n'aviez pas visitée. Mais au milieu des monumens qui la décorent, votre ardent amour pour tout ce qui tient à cette profession qui vous doit tant, notre grand et bel hôpital devait surtout fixer votre attention. Je n'ai point oublié les nombreuses questions que vous m'adressâtes alors sur la construction, l'installation, les noms des fondateurs de cet établissement public, les lois qui le régissent, l'origine des deniers publics qui l'alimentent, etc. Des renseignemens précis me manquaient; je les ai recueillis, et je m'empresse de vous les transmettre. Ils reposent tous sur des documens dont l'exactitude ne saurait être contestée. J'ai cru aussi que mes concitoyens, qui peuvent les ignorer en partie, me sauront gré de leur donner de la publicité. Publier les noms des bienfaiteurs d'un pays, c'est acquitter une dette sacrée.

Il existait à Bordeaux un vieil hôpital, situé rue des Trois-Conils. Il menaçait ruine, suscitait des craintes à tout moment; de plus, son local n'était pas assez vaste pour loger la quantité de malades que fournissent actuellement la population de Bordeaux et celle des villes et villages de ses alentours.

L'administration de cette ville donna la majeure partie du grand emplacement alors inoccupé sur la place du Fort du Hâ. La commission des hospices fit ensuite l'acquisition des propriétés partielles restées sur ce lieu, et y éleva le bel hôpital que l'on y admire aujourd'hui. On a placé au-dessous des fondemens des médailles portant les noms des fondateurs de ce grand monument. Je les transcris ici pour leur payer un tribut d'hommages que leur doivent toutes les voix de la renommée.

CONSTRUCTION DE L'HOTEL-DIEU DE BORDEAUX,

SOUS LE RÈGNE DE S. M. CHARLES X.

Cte CORBIÈRE, MINISTRE DE L'INTÉRIEUR.

BARON D'HAUSSEZ, PRÉFET DE LA GIRONDE.

VICOMTE DU HAMEL, MAIRE DE BORDEAUX,

PRÉSIDENT DE LA COMMISSION DES HOSPICES.

1826.

LE DUC DE RICHELIEU, BIENFAITEUR.

Cte DE TOURNON, } ANCIENS PRÉFETS,
Cte DE BRETEUIL, } COOPÉRATEURS.

ADMINISTRATION DES HOSPICES :

DESFOURNIEL, VICE-PRÉSIDENT;

RAVEZ, premier président, }
LOUIS FABRE, }
P. PORTAL, }
SARGET, } ADMINISTRATEURS.
D. BÉCHADE, }
DUPRAT, }

J. B. PELAUQUE, secrétaire;

BURGUET, architecte.

Les premières mesures pour préparer l'entreprise, furent prises sous l'administration préfectorale de M. de Tournon, et les plans adoptés, durant l'administration de M. de Breteuil. L'exécution commença en 1826, M. le baron d'Haussez étant préfet; elle fut terminée en 1829 par les soins du même administrateur.

Les dernières dispositions furent arrêtées pendant que M. le vicomte de Curzay gouvernait le département. Cet administrateur présida à la cérémonie d'ouverture de l'hôpital, en Novembre 1829.

L'architecte habile qui dirigea la construction fut M. Burguet, de Bordeaux. L'inspection des travaux fut confiée à M. Roché, dont le talent est également connu.

La construction de ce beau monument a exigé une dépense d'un million trois cent quinze mille francs à peu près, soit en fouilles, terrassemens, constructions et ouvrages de toute espèce. A cette somme il faut ajouter 139,000 francs qu'ont coûté les propriétés bâties sur l'emplacement et que l'on a été obligé de démolir.

La commission a pourvu aux frais de cette entreprise au moyen de :

130,000f provenant de la dotation du duc de Richelieu.

130,000f *à reporter*.

130,000f	*report de ci-contre.*
520,000	aliénation de rentes sur l'État que possédaient les hospices, et que la ville remplaça par une rente annuelle de 26,000 fr.
300,000 550,000	que fournit la ville par des annuités.
1,500,000f	affectés aux bâtisses et aux intérêts d'avance de fonds faits par la banque de Bordeaux.

Voici un acte qui mérite la plus haute reconnaissance publique. Les travaux de cette grande entreprise allaient être suspendus faute de fonds. L'administration des hospices adressa à la banque de Bordeaux la demande d'un emprunt considérable qui ne put être consenti qu'avec le cautionnement de MM. les Administrateurs. Cette condition fut remplie; chacun de ces honorables citoyens donna une hypothèque sur sa fortune privée. Ce dévoûment pour la continuation d'un établissement si utile au public est digne de tout éloge.

Le mobilier a coûté 300,000 fr. que les hospices ont fournis sur leurs capitaux placés au Mont-de-Piété, et dont la ville fait la rente. L'espace des logemens et le mobilier permettent d'admettre dans le nouvel hôpital six cents lits. Les employés occupés, soit dans l'hôpital, soit pour le service administratif, soit pour les soins à donner aux malades, s'élèvent au nombre de cent.

Les ressources journalières affectées à l'entretien de ce grand établissement et de sa population, de même qu'aux autres hospices, sont fournies par des revenus propres aux hôpitaux de Bordeaux, et par des allocations établies ainsi qu'il suit :

Revenus propres en loyers, fermages, pensions, produits de droits sur les spectacles....	245,000f
Allocations sur la ville...............	360,000
Allocations spéciales sur le département et sur les communes pour les enfans trouvés............................	240,000
	845,000f (1).

Voici la répartition que l'administration a faite de cette somme pour le service spécial de chaque hospice :

Le nouvel hôpital St.-André, pour une population moyenne de six cent vingt individus, coûte annuellement..	226,000f
L'hôpital des Incurables, pour cent neuf malades, coûte..............................	39,000
L'hospice des Vieillards, pour cent quatre-vingt-onze individus, coûte.............	55,000
L'hospice de la Maternité, pour quarante-cinq femmes en couches, coûte..............	26,000
L'hôpital des Aliénés, pour cent soixante-cinq aliénés, dont quarante pensionnaires et cent ving-cinq indigens, coûte..........	77,000

(1) A cette somme, il faut ajouter les dons casuels que la bienfaisance offre annuellement aux hospices.

L'hospice des Enfans-Trouvés, pour une population de quatre cents enfans, coûte......... 110,000f

Notez bien que les enfans mis en nourrice à la campagne et frais accessoires, coûtent au département......................... 240,000

Et en vêtemens, à la charge de l'hospice. 20,000

Quant à la population que contient ordinairement chaque hôpital, le tableau suivant, calculé par année moyenne, va en donner l'indication :

DÉSIGNATION des HOSPICES.	NOMBRE des lits des malades ou habitués.	POPULATION moyenne.	ENTRÉS PAR AN.	SORTIS.	DÉCÉDÉS.	MORTALITÉ.
SAINT-ANDRÉ..	600.	620.	8,550.	7,600.	950.	1 sur 10
INCURABLES.....	109.	109.	25.	4.	21.	1 sur 6 1/2
MATERNITÉ	38.	45.	400.	395.	5.	1 sur 80.
VIEILLARDS....	191.	191.	45.	6.	39.	1 sur 6 1/2
ALIÉNÉS.......	163.	165.	28.	14.	14.	1 sur 13 1/4
ENFANS TROUV.	300.	400.	1,182.	997.	162.	1 sur 10.

La population des enfans trouvés est de 3,600 ; la mortalité sur ce nombre est de 1 sur 8 1/4.

Dans le chiffre d'entrée et de sortie de cet hospice, il faut distinguer, sur 1182 entrés, 960 exposés et 222 rentrés de nourrice ; et sur les 997 sortis, 800 enfans envoyés en nourrice, et 197 sortis définitivement.

La dépense que chaque malade fait aux hospices est calculée ainsi :

Dans le grand hôpital St.-André, chaque malade dépense.............................. 1f par jour.

Aux incurables...............	1f 05c	par jour.
Pour les vieillards...........	" 80	*id.*
Pour les femmes en couche...........................	1 90	*id.*
Pour les aliénés, tant indigens que pensionnaires..........	1 30	*id.*
Pour les enfans trouvés....	78	*id.*

Ce prix comprend tout sans exception, la nourriture, le traitement des préposés, les frais généraux, même l'entretien des bâtimens, etc.

La commission administrative constitue l'autorité suprême des hospices. De ses délibérations émanent les ordres qui conviennent à chaque service spécial. Les pouvoirs de MM. les Administrateurs ressortissent du ministère du commerce et des travaux publics. Lorsqu'une place vient à être vacante, la commission forme elle-même, parmi les habitans notables de la ville, une liste de cinq candidats dont les noms sont soumis à l'approbation de M. le Préfet du département. Cette autorité soumet à son tour la candidature à l'approbation du ministre, et d'ordinaire celui que M. le Préfet recommande, est élu. La commission des hospices ainsi constituée, porte un caractère d'autorité légale.

Les attributions de cette commission sont :

1.º La perception des deniers publics affectés aux hôpitaux et hospices de la ville;

2.° La gestion des rentes et des immeubles qui sont leur propriété;

3.° La nomination à tous les emplois salariés, à l'exception de celle des sœurs de charité qui desservent ces établissemens de bienfaisance.

Mais comme toute autorité collective qui délibère doit être régie par une loi commune, la commission s'est donné des statuts généraux, afin de laisser à chaque membre son droit respectif.

L'administration exécutive d'un grand hôpital est le résultat complexe de divers services; ceux-ci peuvent s'entrechoquer sans cesse dans leur exercice, si on ne les a renfermés dans des lignes de démarcation bien tranchées; faut-il encore que le jeu des passions ne vienne pas troubler l'harmonie qui doit présider à l'ensemble du grand but philantropique. Ainsi, on a cherché à prévenir ces accidens, en octroyant des réglemens spéciaux pour chaque service, afin que l'exécution de tous les services coïncide parfaitement. Je pense que c'est sur ce point capital qu'aurait dû s'appliquer plus particulièrement l'esprit philosophique de la commission, dont les intentions ne sont pas remplies dans toute leur étendue.

J'étaierai mon opinion d'une raison fort simple : c'est qu'en toutes choses, les conséquences sont entachées du vice de principe. Appliquons ici les leçons que nous donne la physique. Plus une machine est composée de rouages qui s'engrènent et se meuvent les uns par les autres, plus elle est difficile à mettre en mouvement et à se maintenir avec harmonie, si elle ne reçoit l'action d'un moteur principal ou commun; l'existence d'un grand hôpital, comme celui de Bordeaux, me présente l'image de cette grande machine.

La commission supérieure des hospices préside à tout, ordonne tout dans ces établissemens de bienfaisance; c'est sans doute une grande garantie pour le bien public. Certes, j'apprécie les excellentes intentions de la commission; mais faites attention que l'autorité collective est d'une nature différente de l'autorité individuelle; ses délibérations sont de l'essence de la première espèce, et leur exécution exacte ne peut appartenir qu'à la seconde. L'on ne commande point une armée par le pouvoir d'une commission; on ne procède à l'érection d'un grand monument que par le génie d'un grand architecte. Ainsi, je pense (je vous exprime ici mon idée par anticipation) qu'autant de temps qu'un bon directeur spécial ne deviendra pas l'organe immédiat des décisions de la commission des hospices, une partie de ses bonnes et excellentes intentions sera déjouée et elle ne remplira pas son but.

Vous pouvez lire, dans la *Gazette médicale* du 15 Décembre 1832, l'article suivant :

« De mémoire d'homme, il est sans exem-
» ple qu'une commission ait pu amener une af-
» faire à bien. J'ai sur ou plutôt contre les com-
» missions une opinion arrêtée, dont je déduirai,
» au besoin, les preuves; mais je sais que vous
» n'aimez point tout ce qui a l'air de paradoxe; je
» ne développerai donc pas ici ma pensée: j'énon-
» cerai seulement comme un principe général,
» que les délibérations et les discussions nuisent
» à l'action; que pour l'action et l'exécution, il
» faut de l'unité; qu'un seul homme qui sait et
» qui veut, fait plus de choses, et mieux, que
» dix hommes, cent hommes, mille hommes qui
» délibèrent, proposent, discutent et disputent.
» Je veux que du choc des opinions jaillise la
» lumière, comme on l'a dit poétiquement, mais
» non la volonté, l'esprit de suite, et enfin la
» force, sans laquelle rien ne s'exécute ».

Excusez, je vous prie, cette digression par laquelle j'ai voulu seulement corroborer mon opinion personnelle.

Les documens que je viens de vous tracer vous prouveront, mon illustre ami, que la ville de Bordeaux possède de grands hospices, entretenus avec des sommes considérables perçues sur les deniers publics. Voilà bien, je pense, les premiers rudimens pour former, dans notre cité, des institutions médicales propres à faire profiter la société de ces avantages immenses que l'on ne peut rencontrer d'ordinaire que dans les grandes villes.

Je me propose de soumettre mes réflexions à ce sujet à la commission administrative des hospices de Bordeaux, et j'aurai l'honneur même de vous les adresser. Je les ferai précéder de ces prolégomènes que je vous envoie; j'espère qu'ils ne paraîtront pas inutiles au public. Ils pourront, du moins, exciter la reconnaissance envers les citoyens honorables qui sont parvenus, avec des élémens si divers, à élever un magnifique asile à l'infortune, et aux infirmités humaines qui, le plus souvent, les accompagnent.

Par vos exemples, mon illustre maître, vous m'avez appris à aimer le bien. Dans l'impuissance où je me trouve de l'exécuter à ma volonté, je cherche l'occasion de vous montrer que du moins je passe une partie de mes momens à le rêver.

Je ne dérogerai jamais aux principes que j'ai reçus de vous, afin de rester toujours digne de la tendre affection dont vous m'honorez. Continuez-moi votre bonne amitié qui me rend heureux et fier, et que le ciel protège et conserve votre précieuse vieillesse!

Adieu, mon vénérable ami, je vous embrasse et vous aime de toute mon âme.

SECONDE LETTRE.

Examen du réglement relatif au service médico-chirurgical de l'hôpital Saint-André de Bordeaux. — Incompétence de la commission administrative des hospices, pour procéder à la nomination des médecins et chirurgiens. — Anomalie entre le mode actuel des nominations des médecins et celui de la nomination des chirurgiens; abus résultant de ces faux principes.

Bordeaux, le 1.er Mars 1834.

A MM. les Membres de la commission administrative des hospices civils de Bordeaux, composée de :

MM. BRUN, négociant, maire, *président de droit.*
P. PORTAL, négociant, *vice-président.*
SARGET, négociant.
DUPRAT, président de chambre.
MAILLÈRES, notaire.
Vicomte PELLEPORT, général de division.
WUSTENBERG, négociant.

MESSIEURS,

La nature de vos fonctions doit naturellement vous mettre à l'abri de toute critique qui prendrait sa source au milieu des passions humaines. La raison seule a le droit de vous soumettre ses observations. On ne saurait méconnaître le sacrifice que vous faites de votre repos, pour venir exercer gratuitement, dans le seul intérêt de la bienfaisance et de l'humanité, des emplois honorables, sans doute, mais non point exempts de soucis.

Prêt à vous payer, moi-même, le tribut dont vous êtes si digne à tant de titres, je me présente à vous, Messieurs, dégagé de toute arrière-pensée, pour déposer seulement, au sein de votre commission, les idées que m'a suggérées l'examen des réglemens relatifs au service médical de l'Hôtel-Dieu de Bordeaux. J'y joindrai encore un coup-d'œil général sur les ressources précieuses et abondantes que peuvent fournir à l'instruction publique les divers hospices qu'entretient la munificence de notre ville.

Je déclare, à la face de mes concitoyens, que je n'ai en vue, dans ces lettres, que de signaler les principes erronés sur lesquels on a établi les réglemens, et d'en démontrer les conséquences fâcheuses. Je m'élèverai contre les abus qu'ils ont engendrés, sans intention néanmoins de blesser les personnes. Ainsi, je répudie et repousse, par avance, toute fausse interprétation tirée de mes écrits à cet égard. Les réflexions que je hasarde aujourd'hui sont toutes de conviction et de conscience.

L'utilité et l'importance des établissemens que vous êtes appelés à gérer, sont incontestables; leur existence est regardée aujourd'hui comme une nécessité dans les mœurs des nations civilisées; mais aussi il est évident que plus on introduira d'amélioration dans leur administration, plus il en découlera d'avantages pour la société tout entière. Or, sous le régime qui nous gouverne, chaque bon citoyen a le droit d'apprécier, selon les ressources de son esprit, les avantages qui résultent de l'emploi des deniers publics. Pour ce qui concerne les hôpitaux, il est facile de voir que tout le bien qui peut surgir d'établissemens si populeux, si richement dotés, si bien entretenus, est loin du terme qu'il devrait naturellement atteindre.

J'exposerai le fruit de mes méditations à cet égard.

Trop long-temps le droit de signaler des abus créés dans le sein des hospices, avait été négligé, dans la crainte sans doute de heurter quelques intérêts privés. Cette considération doit s'effacer devant l'intérêt général. La raison humaine, éclairée du flambeau de la publicité, peut aujourd'hui recueillir le fruit de la pensée, de quelque part qu'elle s'élève, alors surtout qu'elle tend vers le bien : considérés sous ce rapport, mes efforts vous paraîtront louables.

Bien que vos réglemens aient pu être élaborés avec sagesse, il arrive quelquefois que l'esprit collectif d'une société qui délibère sur une matière inconnue à ses membres, peut errer dans ses décisions, et les conséquences alors en deviennent fâcheuses.

J'essaierai de faire ressortir les résultats de cette proposition, vos statuts à la main. Votre droiture et votre générosité me garantissent, Messieurs, après que vous aurez lu ces lettres, contre tout ressentiment de votre part.

Je n'ai point l'intention aujourd'hui de traiter historiquement la question de la création des hôpitaux, ni de discuter philosophiquement si ces institutions ne sont pas plus favorables à entretenir la paresse chez le peuple, qu'elles ne sont utiles. Ces hautes considérations sont du domaine de l'économie générale; je circonscris mes vues dans le cercle d'un intérêt local.

Le grand hôpital de Bordeaux, installé comme il est, présente une institution offrant l'exemple d'un gouvernement avec son existence, ses revenus propres, un budget voté par une autorité supérieure pour subsister, des organes agissans, tels que médecins, chirurgiens, élèves en médecine, une corporation de sœurs de charité pour les soins domestiques et intérieurs, des employés salariés pour l'économie administrative de l'établissement, enfin une commission suprême qui délibère, commande, ordonne, et du pouvoir de laquelle dérive l'action de tous les autres services.

Envisagé dans un sens absolu, cet établissement a une existence fixe et durable, nos mœurs la lui assurent; considéré dans un sens relatif, il reçoit l'impulsion d'un principe susceptible d'une grande variation.

On lit dans l'*Esprit des Lois*, du grand Montesquieu, ce qui suit :

« Il y a cette différence entre la nature du » gouvernement et son principe, que sa nature » est ce qui le fait être tel; et son principe, ce » qui le fait agir. L'une est la structure particu- » lière, et l'autre *les passions humaines qui* » *le font mouvoir* (1) ».

Pour tout ce qui est relatif à la structure particulière, au matériel, au passif de la maison, je ne peux que mêler ma voix au concert d'éloges que la commission a mérités dans le public. La perfection qu'elle a apportée dans l'ensemble et les choses d'utilité de tous les services en sous-ordre, justifie ses louanges; et, il faut le dire avec toute justice, vous avez été bien secondée dans votre zèle par le secours de ces admirables sœurs de charité, dont on ne peut mieux faire l'éloge qu'en

(1) Tom. 1.er, liv. 3, chap. 1.er.

empruntant les paroles sorties de la plume éloquente de Voltaire :

« Peut-être n'est-il rien de plus grand sur la » terre, que le sacrifice que fait un sexe délicat » de la beauté, de la jeunesse, souvent de la haute » naissance, pour soulager dans les hôpitaux ce » ramas de toutes les infirmités humaines, dont la » vue est si humiliante pour l'orgueil, et si révol» tante pour notre délicatesse ! Les peuples sépa» rés de la communion romaine n'ont imité qu'im» parfaitement une charité si généreuse (1) ».

Mais les *passions humaines qui font mouvoir* cette grande machine, me semblent n'avoir pas été dirigées d'une manière aussi philosophique qu'il était facile à la commission de le faire. Dominée par l'idée généreuse de soulager les infortunés et d'obtenir la guérison des infirmités qui, le plus souvent, les accompagnent, la commission s'est bornée à satisfaire aux besoins précédens. Vous avez détourné vos regards de cette mine si féconde, si vaste d'instruction et d'utilité publique, que tant de moyens réunis dans un même lieu, sous votre autorité souveraine, auraient pu promettre à la science médicale, à notre belle cité et à toutes nos contrées ! Cette négligence est moins sans doute l'expression de vos sentimens

(1) *Essai sur les mœurs et l'esprit des nations*, t. 3.

que du mode de votre existence administrative. Ces résultats négatifs pour les progrès scientifiques, dans un hôpital si richement doté, sont restés long-temps pour moi problématiques. La proposition suivante de J.-J. Rousseau a pu seule arrêter l'ordre de mes idées sur ce sujet :

« Examinez avec soin ce qui se passe dans » une délibération quelconque, et vous verrez » que la volonté générale est toujours pour le bien » commun; *mais très-souvent il se fait une* » *scission secrète, une confédération tacite qui,* » *par des vues particulières, sait éluder la* » *disposition naturelle de l'assemblée* (1).

Je ne viens sonder aucune pensée, ni chercher si quelque influence secrète est venue dominer l'esprit de l'assemblée, quand vous procédâtes au réglement du 1.er Février 1830. Je dois examiner ce réglement octroyé durant le régime de l'ancien hôpital, et maintenu dans le nouveau. Aussi à cette occasion un médecin de notre ville, écrivain spirituel, ne manqua-t-il pas de dire que l'hôpital Saint-André avait changé de domicile, avec ses haillons, ses vices et ses abus.

Selon ce que la publicité nous apprit à cette époque, l'avis d'un seul médecin aurait été pris pour composer ce réglement. Ce conseil individuel pou-

(1) *Discours sur l'Econ. polit.*

vait mériter toute confiance. Il prouve en outre que votre commission avait senti le besoin de s'éclairer des conseils des gens de l'art. Mais si, au lieu d'un avis pris en tête à tête, la commission se fût étayée de l'opinion d'un jury de médecins instruits, expérimentés, consciencieux, nul doute que leurs lumières eussent mieux éclairé votre religion, eussent fait surgir la justice du lieu où vous avez peut-être involontairement créé l'arbitraire et ouvert les portes à la faveur. Voilà pourquoi votre réglement est fécond en conséquences négatives.

Si la commission a pensé n'agir que dans les limites de ses droits et de son autorité spéciale, il me paraît toutefois qu'elle n'a pas moins lésé les lois de la justice et des convenances dues à la profession naturellement considérée comme le principe vital de tous les hôpitaux.

En respectant votre indépendance et vos pouvoirs dans la direction des services qui ont été confiés à vos soins, j'examinerai les prérogatives que vous accorde ce réglement.

ART. 2 (1).

« Les médecins ordinaires sont nommés par M. le Préfet, sur une liste de trois candidats pré-

(1) Extrait du réglement pour le service médical et chirurgical de l'hôpital Saint-André, 1830.

sentés par la commission, pour chaque nomination.

Il est procédé, pour chaque présentation, par MM. les administrateurs, à la désignation de chacun des trois candidats, par premier, second et troisième, au moyen de trois scrutins successifs et à la majorité absolue des suffrages.

ART. 3.

» Les médecins adjoints seront nommés par la commission des hospices, au scrutin secret et à la majorité absolue des suffrages. Il y aura un scrutin individuel pour chaque nomination.

ART. 4.

» Nul ne peut être nommé médecin ordinaire, s'il a moins de trente-cinq et plus de soixante-cinq ans d'âge, s'il ne justifie de dix années de doctorat et d'un exercice de quatre années comme médecin adjoint. Néanmoins, cette dernière condition ne pourra être exigée que quatre ans après la mise en activité du présent réglement.

ART. 5.

» La durée des fonctions des médecins ordinaires est fixée à quatre années.

Ils pourront être réélus une première fois sans intervalle pour quatre autres années; mais après cette première réélection, ils ne pourront être réélus qu'au bout d'une année d'intervalle.

ART. 6.

» Pour être nommé médecin adjoint, il faut avoir trente ans accomplis, ne pas avoir encore cinquante ans révolus, et justifier de six années de doctorat. La durée de service et les conditions de réélections, sont les mêmes que pour les médecins ordinaires. En cas de besoins extraordinaires, ils peuvent être mis temporairement en activité.

ART. 7.

» Les médecins ordinaires jouissent du traitement de 800 fr. par an, déjà fixé par les réglemens de l'hôpital ; les médecins adjoints ne reçoivent aucun traitement, sauf ce qui sera dit à l'article 9 ci-après.

ART. 8.

» Les médecins ordinaires partagent entr'eux le service des différentes salles de l'hôpital. Ils font une visite chaque jour; savoir : deux médecins à huit heures précises et deux médecins à neuf heures précises du matin. Ils se réunissent en consultation toutes les fois que l'un d'eux ou la commission le demande. Dans tous les cas, ils sont tenus de se réunir le premier mardi de chaque mois pour se communiquer leurs observations sur les accidens particuliers remarqués dans le service de la maison. Procès-verbal de cette réunion, dressé par le plus jeune des médecins, est transmis à la commission.

» Lorsqu'ils seront momentanément empêchés pour faire leur visite, ils ne pourront se faire suppléer que par l'un des adjoints qu'ils préviendront directement ».

Ainsi, je vous le demanderai, la commission des hospices s'arroge explicitement le droit de nommer elle-même les médecins de l'hôpital; mais en avez-vous qualité spéciale ? est-ce bien juste ? Dans les décisions qui s'appliquent au bonheur des hommes, les droits de la raison et de la justice doivent prévaloir sur les droits de convention accordés à l'amour-propre. Votre mode de nomination laisse trop d'influence à la protection et ne favorise pas assez le mérite. Ce système n'est-il pas déplorable ?

Je professe à votre égard, Messieurs, une haute considération; néanmoins, je suis convaincu de votre incompétence pour régler avec justice de pareils choix. Il ne peut appartenir qu'à des médecins de reconnaître, d'apprécier les connaissances, l'instruction et le mérite personnel des candidats qui se présentent, et cette appréciation ne peut s'établir que d'après un examen rigoureux des titres précédens que ces mêmes candidats peuvent avoir acquis dans l'exercice de leur profession. Elle ne devrait être dévolue qu'à un jury médical institué *ad hoc* auprès de l'administration des hospices.

Ses attributions spéciales consisteraient à l'éclairer sur tout ce qui serait du ressort de l'art de guérir. Par ces simples moyens, que d'abus condamnables n'éteindriez-vous pas! Je ne fais que vous énoncer aujourd'hui mon opinion à ce sujet, pour y revenir plus tard.

L'esprit de la loi organique de l'État, la Charte, n'infirme-t-elle pas évidemment le texte de votre réglement? L'article 53 dit : *Nul ne pourra être distrait de ses juges naturels.* Cette concession royale n'est-elle pas déjà passée dans nos mœurs constitutionnelles? N'est-ce pas enfreindre l'ordre immuable de la justice de vouloir intervertir cette vérité, proclamée par la loi des lois, et applicable également aux récompenses publiques? Or, si l'esprit du législateur n'a voulu qu'aucune peine infamante vînt stigmatiser quelqu'un des membres de la société, sans qu'au préalable un jugement ait été prononcé par un certain nombre de citoyens, à plus forte raison, par induction, le soin d'accorder des récompenses flatteuses ou des positions avantageuses au développement des grands talens dans la pratique des hautes professions, ne devrait être, ce me semble, dévolu qu'à des juges choisis dans la même profession.

Afin de corroborer cette opinion, examinons le mode de procéder dans les hautes administrations de l'État, dans le concours des secours que chaque spécialité offre au Gouvernement pour le bien général, et nous verrons que la sagesse de ceux qui ne sont pas versés dans de telles ou telles matières, s'étaie des lumières de ceux qui savent. Ainsi, le ministère de la guerre nomme, il est vrai, aux emplois de médecins et de chirurgiens dans les hôpitaux militaires et dans les rangs de l'armée, mais seulement sur la présentation des candidats qui lui ont été désignés par le comité de santé, et, vous le savez, ce comité n'est composé que de personnages distingués. Le ministre de la marine procède de même. Les hôpitaux de Paris n'ouvrent leurs portes qu'au mérite réel, d'après l'appréciation des titres honorables que les candidats se sont acquis dans le monde savant et dans l'exercice de leur art. A l'Institut de France, à l'Académie royale de Médecine de Paris, les places vacantes ne sont occupées que par les candidats que les membres de l'Académie se sont choisis eux-mêmes. Ces nominations sont toujours établies sur les appréciations des ouvrages que les candidats ont publiés et des droits qu'ils ont acquis dans leurs parties respectives. « Il faut aux talens des » talens qui les jugent, et tout dégénère dans un » empire, quand le mérite cesse d'avoir de justes » appréciateurs (1) ».

(1) M. le professeur Alibert, *Physiologie des Passions*, etc., tom. 1.er, pag. 298.

Si jamais la justice vient imposer quelque sacrifice à votre autorité, et votre générosité habituelle ne semble-t-elle pas nous en garantir l'accomplissement? si jamais, dis-je, un jury médical vous est adjoint, de combien de préoccupations n'allègerez-vous pas vos fonctions?

Un de vos employés supérieurs, homme fort respectable, me disait ingénûment un jour : « Ce » qu'il y a de plus difficile à faire dans l'adminis- » tration des hospices, ce sont les nominations » des *médecins*, des *chirurgiens* et des *aumô-* » *niers* ». Je le conçois. Ce qui se passe sous nos yeux atteste la vérité de cette assertion. Du moment que vous avez une place de médecin à accorder, il se présente un nombre de cinq, dix, vingt candidats, je le suppose. Dans ce nombre, il faut faire un choix; mais pour faire ce choix, il faut porter un jugement, et pour former ce jugement, il faut établir des comparaisons. Or, quels sont, Messieurs de la Commission, vos moyens pour comparer, apprécier, juger les connaissances d'un médecin, afin de faire surgir de vos délibérations un acte de justice? Vous n'en avez aucun. Quelle que soit l'étendue de vos lumières dans vos professions respectives, je soutiens qu'il n'y a que des médecins qui puissent estimer la supériorité d'un autre médecin, plus capable que ses compétiteurs. Si par hasard vous veniez à accorder vos voix à des renseignemens, à la faveur, à vos affections personnelles, ou à telle ou telle autre influence, vous ouvririez la porte à l'arbitraire, dont l'intrigue est toujours si habile à profiter. Aussi voit-on quelquefois les dispensateurs de places au scrutin secret, harcelés par toute la lignée de jeunes et vieux parens d'un docteur solliciteur. Tous les amis du demandeur sont mis en campagne; on ne dédaigne pas même la protection la plus subalterne. Combien ne serait-il pas facile de signaler beaucoup d'autres menées que vous connaissez mieux que moi, mais que la prudence et la bienséance obligent à taire!

Je me plais à reconnaître avec vous que vous avez élevé au grade de médecin, dans votre hôpital, des sujets de mérite en général; sans doute ils eussent été capables de justifier ce qu'une commission exigeante aurait pu leur demander; mais si ce titre, qu'ils ne doivent qu'à vous seuls, ils le tenaient de leurs pairs; si une décision solennelle, consacrée par une grande publicité, le leur avait conféré, les difficultés de la lutte ne rehausseraient-elles pas pour eux les avantages de la victoire?

La confiance que vous accordez, Messieurs, à vos médecins dans la vie privée, doit être respectée; gardons-nous d'y jeter un regard qui nous rendrait indiscret ou coupable. Mais les fonctions des médecins, exercées dans des grands hôpitaux, salariés par les deniers publics, sont du domaine de la publicité; leurs actes doivent avoir pour but l'utilité publique; leurs œuvres doivent appartenir à la science pour laquelle il leur est imposé de travailler. Il ne suffira pas que l'on veuille vous persuader que le service se fait *bien* sous votre système actuel. Dans ce vaste champ de l'observation médicale, c'est-à-dire, dans les grands hôpitaux, il y a pour le médecin praticien obligation *de faire bien, faire mieux, faire parfaitement*. L'administration peut être assez indulgente pour se contenter de la première condition; mais l'émulation qui s'élève aujourd'hui dans les esprits réclame la seconde; le perfectionnement et l'avancement de la science imposent la troisième. On débute par la première condition, bientôt l'expérience fait atteindre à la seconde, et le praticien recueille la gloire de ses travaux à la troisième période de sa carrière médicale.

Vous sentez bien, Messieurs les Administrateurs, qu'il ne vous convient pas d'aller observer vous-mêmes, au milieu d'une clinique, l'heureuse application du savoir et des qualités spéciales d'un bon médecin; que vous ne sauriez point suivre la combinaison des moyens curatifs qu'il met en œuvre, au sein d'une pratique bien nourrie de tant de cas si variés! Ce soin spécial ne peut appartenir qu'à un jury médical, qui sera fier de voir au milieu de notre cité un flambeau de lumière s'élever d'un grand talent!

Je ne rêve pas le beau idéal de la médecine, ainsi que quelques partisans du *statu quo* pourraient le faire craindre. Mes idées sont établies sur des bases solides; elles portent sur l'appréciation des hommes et des choses. Malgré le préjugé généralement accrédité à Bordeaux, que dans une ville de commerce on ne peut s'occuper à former des savans, je soutiendrai les opinions contraires, et mes argumens se tireront des élémens mêmes que fournit cette ville pour créer des savans. L'expérience journalière ne prouve-t-elle pas que dans les villes commerçantes, comme dans les villes manufacturières, de même qu'au milieu des champs, les habitans aiment à prolonger leur vie, soigner leur santé, et à éviter les souffrances? Or, pour obtenir ces avantages, ils ont recours aux médecins. Ainsi, ces médecins seront d'autant plus utiles, qu'ils seront plus instruits, et ils seront d'autant plus instruits, qu'ils auront mieux profité de toutes les ressources que nous possédons parmi nous pour étendre et cultiver les études médicales.

Accordez-moi, je vous prie, Messieurs, pour un instant dans la pensée, que la commission s'est désistée de ses prérogatives de la nomination directe des médecins. Supposons encore qu'elle se soit adjoint un jury médical, composé d'hommes instruits, expérimentés, justes. Cinq, six, dix candidats, etc., viennent à se présenter pour demander un emploi vacant; naturellement vous les enverrez devant ce jury. Celui-ci exigera de ces candidats les titres de leurs travaux précédens, les preuves authentiques de bonnes études médicales, d'un zèle ardent pour la science, enfin la garantie que donne une pratique heureuse dans laquelle ils ont montré du talent, du savoir, du zèle, etc., etc. Ces juges équitables, après avoir bien apprécié le mérite respectif des compétiteurs, établiront leur préférence, et la commission, selon ses statuts, n'aurait alors qu'à faire confirmer la nomination de celui qui lui sera ainsi désigné.

Voyons maintenant l'importance de ce jugement équitable, porté par des hommes de la même profession, par de véritables pairs en cette matière. Cette importance ressortira sous deux points de vue capitaux : 1.° en faveur du nouvel élu; 2.° dans l'intérêt public.

1.° L'empire du préjugé est toujours relatif dans le public : sous ce rapport, l'admission dans les hôpitaux acquiert à un médecin une plus grande considération personnelle, l'avancement assuré de sa fortune, l'occasion plus fréquente de développer son talent. Ainsi, par cette récompense à la fois si douce, si honorable, bientôt après il prend place légitimément au premier rang parmi ses pareils.

2.° L'homme de mérite que la considération publique stimule, que la fortune seconde et soutient dans ses nobles efforts, recueillera le fruit d'une saine observation, au sein d'une grande pratique que peuvent seuls offrir ces vastes asiles, ouverts par l'humanité aux infirmités humaines. Ce même médecin donnera ensuite au public des ouvrages, dictés par la philosophie de l'expérience. On n'improvise pas un sujet de mérite; il faut procéder de loin pour arriver à faire un homme distingué. Ainsi ce médecin formera de bonne heure de bons médecins, parce qu'il saura les instruire de l'autorité du précepte, aiguillonner leur esprit de la puissance de l'exemple. Ce n'est qu'au lit du malade qu'un grand praticien fait de grands médecins. L'art difficile de s'enquérir des causes, soit éloignées, soit actuelles des maladies; le jugement qui en détermine les conséquences et le rapport avec les symptômes existans; la sagacité qui sert à bien établir le diagnostic; les craintes ou la sécurité que donne le pronostic; les moyens que le génie recueille dans l'arsenal de la thérapeutique; l'opportunité de leur application; enfin, ce que la nature seule dispense et que la science n'enseigna jamais, *ce tact médical*, fin, délicat, voilà les véritables rudimens d'une école de clinique médicale que l'on peut tout aussi bien voir créer et se perfectionner à Bordeaux qu'à Paris, à Londres, à Vienne, etc., etc.; et comme la médecine est une science de transmission, qu'il importe de communiquer à son disciple ce que déjà l'on a reçu du savoir de son maître, nous pourrions jouir du bonheur de voir parmi nous une succession non interrompue d'hommes de mérite. Qui osera nier l'instruction solide, étendue, que l'on acquiert auprès d'un homme habile que l'on voit, que l'on entretient, et avec le quel on vit tous les jours?

On peut également combattre victorieusement le préjugé, trop généralement répandu à Bordeaux, que dans une ville de commerce, on essaierait vainement de faire fleurir la culture des hautes sciences. Au risque de soutenir un paradoxe, je traiterai, bien que succinctement, la thèse contraire.

Un grand philosophe a dit que les sciences étaient de tous les pays, que l'univers était leur patrie; je demanderai donc aux esprits prévenus, pourquoi ces mêmes sciences ne trouveraient pas asile parmi nous, surtout pour ce qui est relatif aux sciences médicales?

Que faut-il pour faire de grands sujets dans notre art? Des hommes bien organisés sous le rapport intellectuel, ayant été préparés par une bonne éducation élémentaire, animés de l'amour du travail. Il faut de grands hôpitaux, recevant un nombre considérable de malades, de bons médecins qui les traitent savamment et qui sachent communiquer à leurs disciples leur art et leur science. Or, pensez-vous que l'organisation humaine soit à Bordeaux différente que dans les autres pays? Cette question est trop absurde sans doute, vous ne la soulèverez pas. Les institutions universitaires en France garantissent les élémens d'une bonne instruction dans toutes les villes du royaume. Le grand hôpital de Bordeaux est tel qu'il peut justement nous être envié par toutes les capitales de l'Europe. Quant aux médecins auxquels le service est confié, il ne m'appartient pas de juger de leur mérite : il ne dépend que de l'administration de leur imposer des devoirs plus étendus; sans doute ils sauront les remplir. Je ne fais que répéter ici mon opinion.

Ainsi, vous le voyez, Messieurs, tous les élémens d'une grande institution à élever parmi nous, existent; vous les tenez en votre possession. Que manque-t-il pour les ajuster et les réunir dans des rapports et des principes mieux combinés? C'est une volonté ferme, soutenue, invariable, aidée du secours d'un jury médical, dont je vous démontrerai prochainement l'indispensable nécessité.

Un autre préjugé qui se lie au premier, non

moins erroné et enraciné parmi nous, c'est que les médecins de province ne doivent point écrire. Cette erreur ne peut être soutenue que par des personnes qui ont intérêt à la voir exister : elles assignent Paris comme le lieu unique où l'on doit composer des livres.

Commencez par faire des hommes instruits; que ceux-ci fassent ensuite de bons ouvrages, bientôt vous verrez débiter leurs œuvres, abstraction faite du lieu de leur origine. Hippocrate écrivait à Cos, Galien à Pergame, Boërhaave, Ruysch et Heister écrivaient à Leyde, Sydenham à Londres, Stoll à Vienne, Tissot à Lausane, Morgagni à Padoue, Haller à Gœttingue, etc. Les lieux où ces hommes illustres pensèrent et publièrent leurs œuvres, n'étaient point à Paris, et cependant leurs ouvrages immortels ont traversé le temps et l'espace pour arriver jusqu'à nous!

Combien d'hommes doués par la nature d'un assez haut degré de perfection au physique et au moral, pour servir de modèles, naissent, vivent et meurent parmi nous, sans avoir jamais connu la portée de leur esprit, faute d'avoir été placés dans une position assez favorable pour développer tous les avantages de leurs facultés intellectuelles! Pourquoi donc ne pas ouvrir au mérite réel, à l'amour assidu du travail, à la noble émulation, les portes du temple de la fortune et de la gloire ? Pourquoi donc ne réformeriez-vous pas votre système de partialité, en présence de tant de motifs ? Quand vous accordez une telle préférence, qui vous assure que vous ne privez pas le pays, la patrie, le monde entier peut-être, d'un Hippocrate, d'un Sydenham, d'un Bichat, d'un Beclard, d'un autre Antoine Dubois, d'un Dupuytren, d'un Lordat, d'un de ces hommes enfin qui apparaissent quelquefois pour le bonheur du genre humain et la gloire de leur pays ?

Lorsqu'un médecin vient à être investi d'une fonction dans vos hospices, il faut qu'il puisse porter son front haut, fièrement, et qu'il semble dire en se tournant vers la foule envieuse qui le presse: « *Je suis ici par le jugement de mes pairs* » *et par le droit de mon mérite* ».

Ce n'est qu'ainsi que vous pourrez vous soustraire aux sollicitations importunes de la faiblesse, que vous imposerez silence à la jactance, à la jalousie, et que vous éconduirez les menées honteuses de l'intrigue. Vous deviendrez ainsi de vrais patriarches au sein de vos concitoyens ; aux fonctions déjà si honorables d'administrateurs, vous joindrez les titres, plus honorables encore, de bienfaiteurs et de propagateurs des sciences médicales. Votre humanité pratique se réduit aujourd'hui à faire administrer les soins nécessaires aux pauvres qui viennent implorer secours et asile dans vos établissemens; mais la philosophie de la médecine se chargera de vous prouver que vous pouvez porter vos vues au-delà de ce terme. Les hôpitaux ne doivent point être envisagés comme de simples machines mécaniques, qui, une fois constituées, marchent d'elles-mêmes par l'impulsion du mouvement qui leur a déjà été communiqué. Il y a une intelligence supérieure qui doit dominer tout le matériel de ses établissemens. C'est cette intelligence qui saura vous faire recueillir les plus grands avantages de ce ramas d'infirmités qui affligent le genre humain, si vous daignez écouter ses conseils.

Dans cette attente, j'ai l'honneur, etc.

TROISIÈME LETTRE.

Quelques considérations sur le mode du concours institué selon le réglement actuel pour la place de chirurgien aide-major dans l'hôpital St.-André.

AUX MÊMES.

Bordeaux, Mars 1834.

MESSIEURS,

Les principes que j'ai eu l'avantage de vous exposer dans ma lettre précédente, relativement à la nomination des médecins dans les hospices, s'appliquent aussi, par les mêmes raisons, à celle des chirurgiens. C'est ce qui résulte de l'examen des articles suivans de votre réglement.

ART. 12.

« Le chirurgien-major est nommé par le Préfet, sur une liste de trois candidats présentés par la commission, et qu'elle désigne dans les formes indiquées à l'art. 2 pour la présentation des médecins. Le chirurgien aide-major, dont il sera ci-après parlé, fait de droit partie de cette liste. Le rang qu'il y occupe est déterminé par les résultats du scrutin.

Les candidats doivent être âgés de moins de cinquante-cinq ans, et en avoir au moins trente-cinq.

ART. 13.

» La durée du service du chirurgien-major est de quatre ans. Il ne pourra être réélu. Son traitement est fixé à 1,500 fr. par année.

ART. 14.

» Le chirurgien aide-major sera nommé par la commission, sauf l'approbation de M. le Préfet.

Cette nomination sera précédée d'un concours auquel ne seront admis que des docteurs âgés au moins de trente-un et au plus de cinquante ans. Le concours sera annoncé trois mois d'avance à Bordeaux et dans les principales ville de France.

Les sujets qui se présenteront pour concourir seront examinés en présence de la commission des hospices, par un jury composé de MM. les médecins en exercice, les médecins honoraires, les docteurs-professeurs à l'école de médecine, les chirurgiens consultans et le chirurgien-major de l'hôpital, lesquels, après avoir fait subir aux candidats trois épreuves, l'une verbale, la seconde par écrit et la troisième manuelle, présenteront à la commission une liste, par ordre et rang de mérite, de deux candidats s'il n'y a que trois concurrens, et s'il y en a un plus grand nombre, de trois candidats. La commission choisira entre les sujets présentés et au scrutin secret, à la majorité absolue des suffrages, le sujet qui lui paraîtra le plus capable ».

La condition du concours pour la place d'aide-major est une véritable anomalie dans l'esprit de votre réglement. Quoi! vous vous êtes jugé capables de faire vous-mêmes avec équité les nominations des médecins et du chirurgien-major, et pour la nomination du chirurgien en second vous appelez au secours de votre jugement celui de tous les médecins attachés à l'hôpital, de tous les professeurs de l'école secondaire de médecine de Bordeaux! Grand Dieu! quel étalage! vingt ou vingt-cinq juges pour un concours de trois épreuves! Mais jamais nos grandes facultés pour le choix de leurs professeurs, ne nous ont étalé un si grand luxe de science!

Dans le premier cas, vous agissez clandestinement au scrutin secret, éclairés seulement du flambeau de votre conscience; dans le second, vous procédez avec tout l'appareil, toute l'importance convenables à un grand acte. Ici, vous proclamez explicitement votre compétence; là, vous la déclinez implicitement.

Long-temps j'ai nourri l'idée que le concours était le mode d'examen le plus favorable pour distinguer le mérite personnel des candidats qui sollicitent un emploi. J'ai conçu une opinion contraire, depuis que j'ai acquis plus d'expérience dans le commerce des hommes instruits, et surtout depuis que dans nos causeries familières, j'ai entendu les raisonnemens pleins de savoir, de logique, de mon illustre ami le professeur Lordat, de Montpellier. Notez bien, Messieurs, que ce célèbre professeur ne pense pas que l'on puisse, sur une improvisation quelconque, juger avec équité du mérite spécial d'un individu; il n'envisage cependant ici que l'enseignement pour lequel une dialectique facile, une élocution aisée, sont les conditions dominantes. Or, quelle différence n'existe-t-il pas entre le chirurgien enseignant et le chirurgien praticien? Celui-ci doit avoir sans cesse l'instrument à la main pour le salut des malades d'abord, et instruire ensuite du puissant ascendant de l'exemple les jeunes disciples qui doivent un jour l'imiter.

Une autre considération majeure qui implique le concours, c'est que l'esprit peut posséder parfaitement une matière, avoir sur cette matière des connaissances vastes, solides, étendues, sans néanmoins jouir de la faculté d'improviser un discours. Peu de savans ont l'art de disserter, de *pen-*

ser en l'air, si l'on peut ainsi parler. Une imagination vive, créatrice, est le plus souvent opprimée par la fécondité de ses idées, qu'elle ne peut exprimer avec ordre, lucidité, tranquillité. Il suffit d'être dominé par une timidité naturelle pour refouler, comprimer en soi-même ses idées, alors que l'on veut les émettre devant un auditoire, et rester le gosier *estoupé*, comme le dit Montaigne. Au contraire, avec le secours d'une heureuse mémoire, de cette mémoire locale, mécanique, telle que les acteurs en présentent tant d'exemples, appuyé seulement d'un faible savoir, on peut jeter beaucoup d'éclat dans un concours où l'on ne débite souvent que la science d'autrui, et où l'on ne fait étalage que d'une espèce de *polymathie dorée*, si j'ose ainsi dire; de tels candidats ne seront jamais que de faibles flambeaux du savoir.

A Dieu ne plaise que je veuille cependant proclamer ces observations comme une règle invariable. Il est, je le sais, d'honorables exceptions qui vivent parmi vous; toutefois n'a-t-on pas vu trop souvent en chaire des sujets préparés au concours, et qui, ayant appris par cœur quelques questions scolastiques, sont sortis triomphans de la lice? Mais après être descendus de la tribune pour s'appliquer à la pratique, malheureusement leur savoir bientôt n'a plus répondu à leur facilité de discourir. « Il » n'est point à croire, dit le savant M. Virey, que

» les instituteurs, les professeurs, les livres, donnent véritablement la science, seulement ils ouvrent et disposent l'esprit à la comprendre, à » l'enfanter. *Ils rempliront la mémoire, mais » laisseront la raison inactive, si l'on a tou» jours recours à eux* (1) ».

La mémoire, comme les autres facultés intellectuelles, recueille, ce me semble, dans les ouvrages de médecine et les leçons des maîtres, la science déjà exposée pour la confier au cerveau, de même que l'abeille hume l'essence de la fleur. Mais chaque cerveau digère, selon l'expression de Cabanis, cette science avec les facultés qui sont propres, inhérentes à l'organisation individuelle, spéciale. L'esprit l'enfante ensuite avec les ressources du génie. Les œuvres de l'homme portent alors le cachet de sa personnalité. Ainsi Buffon a dit : « *Le style est l'homme même* ». Discours de réception à l'Académie française, dans lequel on lit encore le passage suivant : « La véritable » éloquence suppose l'exercice du génie et la cul» ture de l'esprit. Elle est bien différente de cette » *facilité* naturelle de parler, qui n'est qu'un *ta» lent,* une qualité accordée à tous ceux dont les » passions sont fortes, les organes souples et l'ima» gination prompte. Ces hommes sentent vive-

(1) Dict. des sciences médic. Voyez *Esprit*.

» ment, s'affectent de même, le marquent for-
» tement au-dehors ; et par une impression pure-
» ment mécanique, ils transmettent aux autres
» leur enthousiasme et leurs affections. *C'est le*
» *corps qui parle au corps ;* tous les mouvemens,
» tous les signes concourent et servent également.
» Que faut-il pour émouvoir la multitude et l'en-
» traîner ? Que faut-il pour ébranler la plupart des
» autres hommes et les persuader ? *Un ton véhé-*
» *ment et pathétique, des gestes expressifs et*
» *fréquens, des paroles rapides et sonnantes;*
» mais pour le petit nombre de ceux dont la tête
» est ferme, le goût délicat et le sens exquis, et
» qui, comme vous, Messieurs, comptent pour
» peu le ton, les gestes et le vain son des mots,
» il faut DES CHOSES, DES PENSÉES, DES RAISONS; il
» faut savoir les présenter, les nuancer, les or-
» donner : il ne suffit pas de frapper l'oreille et
» d'occuper les yeux, il faut agir sur l'âme et
» toucher le cœur en parlant à l'esprit (1) ».

L'improvisation ne saurait donc fournir avec justice l'appréciation du vrai savoir d'un médecin ou d'un chirurgien. L'épreuve écrite et le concours manuel ne sauraient qu'avoir le même résultat. Il suffira à un candidat de se trouver dans un jour

(1) Œuvres de Buffon, tom. 1.er, publiées par MM. Richard et Cuvier.

de malaise, comme tout le monde en éprouve, pour perdre tous les avantages de son mérite, et pour ne pouvoir traiter que faiblement même dans un mémoire écrit la question qui lui sera tombée. L'importance de cette question, sa difficulté, peuvent quelquefois encore empêcher ce sujet de s'acquitter de sa tâche, aussi bien qu'il aurait pu le faire dans de meilleures dispositions d'esprit. Ceux qui se livrent aux grandes opérations, par exemple, ne refuseront pas d'avouer, sans doute, qu'il est des jours où l'on est très-habile, très-dispos, très-apte à l'opération, et *vice versâ*. Un examen exercé par un jury médical, et qui embrasserait, pour établir son jugement, tous les actes qui composeraient la vie médicale d'un candidat durant l'espace de trois, six ou dix ans, plus ou moins, agirait avec bien plus d'équité, et s'appuierait sur des données bien plus positives pour distinguer le vrai praticien.

La vanité ou l'intérêt a pu prévaloir quelquefois, pour faire tracer une ligne de démarcation dans la pratique de la médecine et de la chirurgie. Le bon sens a fait incessamment justice de cette hérésie médicale. Cette division n'est admise que dans l'enseignement. La méthode scolastique a pour but de soulager l'esprit et la mémoire des jeunes adeptes. Dans la pratique, au contraire, l'art de guérir est un et indivisible. Il s'exerce avec des moyens différens, il est vrai; mais l'esprit qui détermine l'opportunité et l'indication des cas réclamant l'emploi de ces divers moyens, ne peut le faire avec sagacité et bonheur qu'autant qu'il possède des connaissances tirées de l'anatomie, la physiologie, la pathologie et la thérapeutique; connaissances également indispensables au médecin et au chirurgien. Ainsi, la dextérité, si nécessaire dans la pratique des opérations, ne serait qu'un simple talent, si elle n'était point assistée de cette étendue de lumières qui apprennent *pourquoi*, *quand* et *comment* il faut avoir recours à l'opération. Sera-t-on un grand chirurgien parce que l'on saura manier le fer et le feu? Au contraire, celui qui sait à propos appliquer le *noli me tangere* d'Hippocrate à une lésion organique, décèle peut-être explicitement un savoir bien plus profond. Un médecin répandu appelle peu charitablement du nom d'*ouvrier*, ceux de ses confrères qui ont le bonheur de mieux réussir que lui dans la pratique des hautes opérations. Quelle que soit l'assertion de cet esprit rempli de misanthropie et de pessimisme, il n'en restera pas moins positif que bien opérer d'abord, observer et traiter avec sagacité les accidens consécutifs de manière à conduire le malade dans une prompte guérison, seront toujours les qualités supérieures d'un chirurgien. Or, je le demande, les conditions du concours peuvent-elles faire mettre en évidence toutes ces qualités.

Le concours n'est donc trop souvent qu'une épreuve de mémoire. Celui qui possède une grande faculté mémorative, peut apprendre par cœur un ouvrage classique abrégé, et venir ensuite disputer avec un brillant avantage un emploi qu'il dérobe, qu'il ravit quelquefois à un talent réel, profond, positif. Si notre immortel Michel Montaigne vivait de nos jours, et qu'il se fût livré à la carrière de la médecine opératoire, vos réglemens lui eussent fermé à jamais les portes de votre grand hôpital ; car voici comment il s'exprime en parlant de lui-même : « Ce qu'on me » veut proposer, il faut que ce soit à parcelles; car » de respondre à un propos où il eust plusieurs di» vers chefs, il n'est pas en ma puissance. Je ne » saurais recevoir une charge sans tablettes; et » quand j'ay un propos de conséquence à tenir, s'il » est de longue haleine, je suis réduit à cette vile » et misérable nécessité, d'apprendre par cœur, » mot à mot, ce que j'ay à dire : autrement, je » n'auroy ni façon ni asseurance, estant en crainte » que ma mémoire vînt à me faire un mauvais » tour; mais ce moyen m'est non moins difficile. » Pour apprendre trois vers, il m'y faut trois » heures. Et puis en un propre ouvrage, la liberté » et autorité de remuer l'ordre, de changer un

» mot, variant sans cesse la matière, la rend plus » mal aisée à arrester dans la mémoire de son au- » theur. Or, plus je m'en défie, plus elle se trou- » ble : elle me sert mieux par rencontre; il faut » que je la sollicite nonchalamment : car si je la » presse, elle s'estonne; et depuis qu'elle a com- » mencé à chanceler, plus je la sonde, plus elle » s'empestre et embarrasse : elle me sert à son » heure, non pas à la mienne. Ceci, que je sens » en la mémoire, je le sens en plusieurs autres par- » ties » (1).

J.-J. Rousseau a confessé devant le public la difficulté où il se trouvait de pouvoir répondre à *priori* aux questions les plus simples qui lui étaient adressées. Il parle sans cesse dans ses écrits de cet embarras extrême qu'il éprouvait à lier ses idées et à les énoncer. Et cependant si ce grand génie eût embrassé la médecine, croyez-vous qu'avec une telle portée d'intelligence, le philosophe de Genève n'eût pas été capable de fouiller, ou mieux, ainsi que l'a dit Bacon, de *caver* cette science, comme il sut caver le cœur humain ?

Tels sont néanmoins vos réglemens que l'auteur d'Emile et de la Nouvelle Héloïse n'ayant pu soutenir un concours, n'ayant pu répondre *illicò* à la satisfaction d'un nombreux jury, à des ques-

(1) Essais de Montaigne, tom. II, *de la Présomption*.

tions ardues et scolastiques, n'eût jamais pu être employé dans les hospices de Bordeaux!

A ces exemples, il nous serait facile d'en joindre beaucoup d'autres, pris parmi les hommes les plus distingués; et sans sortir de l'aréopage savant dont vous entourez la tribune de vos candidats, combien en existe-t-il parmi les honorables membres qui acceptent si facilement les fonctions de juges, qui peuvent se dire capables de traiter *ex abrupto*, devant un public, les questions proposées par eux-mêmes ?

Là, de bonne foi, croyez-vous, Messieurs, que si la commission des hospices annonçait aujourd'hui que, dans quatre ans, je suppose, la place de chirurgien-major du grand hôpital devra être occupée par le sujet le plus distingué qui se présentera; que celui de MM. les docteurs de Bordeaux, réunissant d'ailleurs toutes les conditions secondaires que vous exigez, qui aura, d'ici à cette époque, publié les meilleurs ouvrages, fait les plus belles opérations, rendu les plus grands services à ses concitoyens, montré le plus de talent, d'habileté, de dextérité, et reconnu tel par le jury médical, que celui-là occupera cet emploi; la main sur la conscience, pensez-vous, dis-je, que ce mode de procéder à la nomination de la place de chirurgien-major ne ferait pas plutôt surgir parmi nous des hommes d'un grand mérite, que votre mode actuel d'élection? Veuillez, je vous prie, réfléchir sur ces idées; le moment est opportun.

Dans le tableau du mouvement moyen de la population de l'hôpital St.-André, nous avons vu que le chiffre s'élève à huit mille cinq cent cinquante malades par année. Depuis vingt ans, cent soixante-onze mille malades ont donc été reçus et traités dans cet établissement. Certes, personne n'ignore qu'un si grand nombre de malades a dû présenter des choses bien curieuses, bien extraordinaires à l'observation de ses médecins et chirurgiens. Eh bien! consultez vos archives, et voyez ce qui a été écrit pour servir à l'histoire de l'art, aux progrès des sciences, à la statistique médicale de Bordeaux! Et cependant la ville et le département ont dépensé, depuis cette époque, pour l'entretien de nos hospices, 16,900,000 fr. Leurs médecins et chirurgiens, placés jusqu'ici par la faveur, sont restés muets devant les progrès des lumières! Ne serait-il pas temps de se raviser et d'obtenir des changemens, des modifications dans ces maisons de bienfaisance?

Il dépend maintenant de vous, Messieurs, de faire jouir le public médical de ces modifications, en redressant vos statuts qui reposent sur un faux principe. Vous verriez incessamment les conséquences s'épurer, s'améliorer, chaque service tenir son rang, se renfermer dans ses attributions, chaque fonction s'exercer avec régularité, enfin tous les ressorts s'engrener naturellement; mais ces améliorations si désirées, si urgentes pour l'honneur de la médecine et le bien de l'humanité, ne pourront s'opérer qu'autant que vous ne laisserez arriver aux emplois que le mérite positif, contrôlé par un jury spécial.

Un malade qui souffre, qui se réfugie dans un hôpital afin de guérir de ses maux, vient y implorer le secours de l'art. La médecine est donc l'action vitale du lieu, selon l'esprit des établissemens consacrés au traitement des infirmités humaines. Où la médecine est la plus utile, là aussi elle doit être la plus honorée, la plus considérée : elle doit y tenir le sceptre, dominer en souveraine.

Recevez, Messieurs, etc.

QUATRIÈME LETTRE.

Nécessité d'adjoindre un jury médical à la commission administrative des hospices de Bordeaux. — Mode de nomination des membres du jury. — Ses attributions spéciales. — Utilité d'un inspecteur du service de santé dans les hospices. — Méthode de traitement des médecins et chirurgiens de l'hôpital St.-André.

AUX MÊMES.

Bordeaux, Mars 1834.

Si l'on confie à un jury médical, Messieurs, le soin de nommer les chirurgiens et les médecins, j'avoue qu'on enlève à la commission un des plus beaux fleurons de sa couronne. Mais les sacrifices qui n'ont point de prix n'ont point de mérite. Or, aucun intérêt ne doit dominer celui de l'humanité, dans l'esprit de citoyens si honorables. Vous n'avez accepté vos fonctions que dans le but de faire du bien. Cette intention est louable, sans doute; mais dans l'exercice de vos pouvoirs et dans leur application au service des maisons de bienfaisance, je reconnais des vices; je viens auprès de vous en attaquer le principe et les conséquences fâcheuses. Vous voudrez bien, Messieurs, excuser ma franchise.

Un nouveau mode de nomination plus conforme aux lois de la justice et aux égards dus à une profession du premier ordre, devrait, ce me semble, être exercé par un jury médical composé de cinq, sept ou neuf membres, dont les lumières viendraient éclairer la commission, dans tout ce qui serait relatif à l'art de guérir.

Pour instituer ce jury, il conviendrait d'appeler dans cette élection tous les docteurs en médecine et en chirurgie, ayant quatre années de résidence à Bordeaux, convoqués par M. le Maire, président de droit de la commission des hospices. Messieurs les docteurs procéderaient au choix de ceux qui seraient les plus dignes de devenir juges naturels des candidats pour les emplois vacans.

Ce mode de procéder mettra en jeu toutes les passions de la rivalité, je veux en convenir; mais ces passions du moins ne s'exerceront que dans la sphère d'un sujet qui leur serait tout à fait spécial, et soyez bien assurés, Messieurs, qu'il surgirait inévitablement de ces débats des élections favorables pour les hommes et pour les choses.

Dans les grandes professions, il y a une conscience publique qui éclaire la justice. En agissant de la sorte, vous arriverez à porter les mœurs constitutionnelles dans vos réglemens, mœurs constitutionnelles qui doivent tôt ou tard modifier les droits absolus de votre omnipotence administrative. Nous sommes arrivés à une époque où il faut que les institutions spéciales soient dominées par l'esprit des institutions souveraines. Votre réglement de 1830 est une véritable anomalie dans la situation actuelle et la marche des esprits.

Raisonnons d'abord par l'analogie que nous tirerons de nos lois organiques, et nous arriverons ensuite à une conclusion péremptoire.

Qui nomme la chambre élective ou la représentation nationale? Ce sont les électeurs, n'est-ce pas? Qu'exprime le choix des électeurs à l'égard des Députés qu'ils envoient à la chambre? La volonté nationale. En effet, puisque c'est le peuple qui doit supporter les charges de l'état, et que ces charges ne peuvent être perçues que par des lois sanctionnées par la chambre élective, les mandataires du peuple doivent donc avoir pour mission de veiller à la confection de ces lois, afin que ce dernier ne soit pas lésé dans ses intérêts matériels.

Faisons maintenant l'examen du principe dans ses applications partielles, dans les préfectures, par exemple : chaque département s'impose des contributions pour subvenir aux frais et dépenses de son budget privé ; la répartition de ces deniers publics est consentie par les membres des conseils généraux. Mais qui nomme ces membres des conseils généraux ? Ce sont encore les électeurs du même département, ceux-là mêmes qui ont droit, qui sont intéressés à ce que les deniers publics soient appliqués à des choses d'utilité publique. Ainsi vous voyez que Messieurs les Préfets, qui certes doivent connaître leurs administrés, ne peuvent plus composer leurs conseils généraux d'hommes de leur choix, parce que la loi a senti que chaque intérêt devait naturellement concourir au choix de ses représentans.

Resserrons encore davantage les conséquences du principe, c'est-à-dire la représentation de chaque société particulière. La nomination des conseils municipaux est encore dévolue aux électeurs de chaque commune, et ce n'est qu'au sein de cette assemblée du peuple que le Roi et ses ministres peuvent choisir les magistrats qui doivent gouverner les communes. Bordeaux nomme trente-neuf conseillers municipaux, et ce n'est que parmi eux que le Roi peut élire le maire et ses adjoints. Un citoyen du plus grand mérite, dont le talent garantirait à la cité l'administration la plus heureuse, s'il ne fait pas partie du conseil municipal, s'il n'y a pas été porté par ses pairs, voudrait en vain remplir cet honorable emploi. Le Roi, qui est inviolable dans l'Etat, le Roi qui a le droit de grâce, droit presque divin aux yeux de l'humanité; le Roi ne peut élire un maire que dans le nombre des trente-neuf représentans des intérêts privés de la ville. Ce Roi, qui gouverne une grande nation, qui jouit du droit de faire la paix et la guerre, est forcé de limiter son autorité si étendue dans la mesure d'une loi, parce que cette loi représente les intérêts privés et naturels des citoyens.

Et à vous, Messieurs les administrateurs des hospices, que l'on pourrait envisager, d'après vos réglemens, comme de vrais autocrates dans des maisons hospitalières de bienfaisance, assistées par les secours des deniers publics, lorsque toute la nation marche sous la bannière de la représentation des droits naturels, à vous seuls doit-il être loisible de choisir dans une profession à laquelle vous êtes tous étrangers, ceux qu'il vous plaît de favoriser, en les élevant aux emplois les plus enviés ? Mais si tous les intérêts dans la société sont représentés selon l'esprit de la loi, pourquoi la science médicale n'aurait-elle pas aussi ses mandataires auprès de votre commission, afin de veiller à ses intérêts, à ses progrès, à sa dignité? Si vos indulgentes élections venaient à favoriser la faiblesse, la médiocrité; si votre religion était surprise, pourquoi refuser les conseils des hommes éclairés admis au sein de votre commission, afin de prévenir ou redresser vos erreurs ?

Le bien public vous impose un tel devoir; et ne perdons pas de vue, je vous prie, que des médecins et des chirurgiens des grands hôpitaux doit nous arriver la popularisation de tout ce que la science médicale crée d'utile. Dans les hôpitaux doit être employé en premier lieu tout ce que les découvertes modernes nous donnent pour enrichir la thérapeutique. L'assentiment général n'est accordé à ces mêmes découvertes qu'autant que des expériences faites dans ces établissemens ont sanctionné leur efficacité. Sentinelles avancées dans le sentier de l'observation, les médecins des hôpitaux doivent donc apporter dans leurs fonctions une vigilance relative à l'importance de leur tâche. S'ils sommeillent pendant l'éclat des lumières, leur inactivité et leur indifférence sont un tort fait au bien public, à la propagation des découvertes utiles dans la société.

Le jury étant institué selon la forme que je vous ai exposée, son président devrait de droit prendre rang parmi les administrateurs, et avoir voix délibérative au sein de la commission. Les attributions spéciales du jury seraient de pourvoir aux emplois des médecins praticiens que les différens services pourraient réclamer. Les titres des candidats seraient reçus et jugés par le jury, avant de prononcer une nomination. Nul ne pourrait être admis au concours d'un emploi qui lui donnerait entrée dans les hôpitaux, sans qu'il eût au préalable produit quelque ouvrage de médecine imprimé. Cette condition serait une garantie que le candidat a déjà donné des preuves de sa capacité, de son amour pour la science. Il y a quelque chose qui blesse la conscience et le noble orgueil du talent, lorsqu'on rencontre dans les hôpitaux des médecins qui ne sont point à la hauteur de leurs fonctions.

Cette condition ferait encore espérer que lorsque le nouvel élu serait placé sur le terrain de l'expérience, il recueillerait avec soin le fruit de ses travaux, de ses observations pour le bien de tous, et saurait les livrer à la publicité. Je suppose que cinq médecins se présentent devant le jury pour obtenir un seul emploi; ces cinq médecins auraient fait chacun un bon ouvrage ; un seul aurait la préférence, il est vrai; mais les quatre autres n'auraient pas moins acquis des droits à la bienveillance publique, et leurs œuvres resteraient pour l'instruction de tous : *verba volant, scripta manent*. N'est-ce pas ainsi que l'on peut amener l'amour des lettres, dont la culture n'a été que trop long-temps négligée dans nos murs ?

L'abus se glisse souvent au milieu des délibérations collectives, et parvient facilement à les dominer. C'est à l'ombre de cet abus que l'intrigue poursuit ses démarches mal assurées, ses insinuations clandestines. Afin de prévenir cette influence funeste, je désirerais que les raisons de l'opinion personnelle de chaque membre, donnant la préférence à tel ou tel ouvrage, fussent consignées dans un procès-verbal, comme caution de cet acte de justice. L'on parviendrait ainsi à imprimer un caractère d'équité à ces nominations, également honorables pour les juges et les candidats, et à imposer silence aux passions. Lorsqu'on est appelé à juger du mérite d'un homme par ses œuvres, le jugement peut alors s'asseoir sur des bases plus fermes et plus solides qui fixent à la fois tous les bons esprits. Lorsque, au contraire, on ne le juge que sur des considérations personnelles, le jugement qui détermine la préférence est quelquefois fallacieux. Le jugement du mérite aime le grand jour; le mystère le blesse.

Des médecins élus par un pareil mode, pour occuper les emplois des hôpitaux, viendraient tous les ans, dans une assemblée publique, rendre compte de leurs services, afin d'instruire leurs nombreux auditeurs. Leurs travaux seraient imprimés dans un recueil spécial de mémoires des hôpitaux de Bordeaux; chacun pourrait ensuite y aller puiser des ressources pour les porter dans sa pratique particulière. On enrichirait ainsi les archives des hospices, et ces *olim* deviendraient des bibliothèques des plus instructives pour nos successeurs. Les grands travaux formés pour l'avancement et l'honneur des sciences ne peuvent être exécutés que par les efforts réunis des savans. Un homme, quels que fussent d'ailleurs ses moyens, qui eût entrepris de produire, seul, la grande encyclopédie; un médecin qui seul aurait voulu procéder à la composition du grand dictionnaire des sciences médicales, eussent l'un et l'autre échoué dans leurs prétentions.

N'avons-nous pas sous les yeux des exemples authentiques de l'énergie qu'imprime une bonne direction à l'esprit d'association? A Bordeaux, on a désiré un pont magnifique, l'esprit d'association en a enrichi la cité. Pour la commodité générale, on a voulu voir les bateaux à vapeur voguer sur la Garonne, l'esprit d'association nous les a donnés. Notre grand-théâtre, nos promenades publiques, les principaux quartiers de la ville doivent à l'esprit d'association d'être éclairés par l'usage du gaz. Pourquoi donc la propagation des lumières morales et le perfectionnement d'un art aussi utile que l'art de guérir, ne recevraient-ils pas l'heureuse impulsion de l'esprit d'association? L'assistance des médecins les plus instruits n'entre-t-elle pas dans vos habitudes? Les capitalistes procèdent sans doute avec leurs deniers, pour chercher un intérêt dans de pareilles entreprises; mais les savans emploient de même leur science, leurs travaux dans le commerce de la vie, afin d'en recueillir gloire, honneur, bénéfice dans ce qui leur est relatif.

Sans doute que cette condition de travaux collectifs pourrait gêner les ambitieux qui veulent tout embrasser à la fois, à la faveur du prestige de leurs emplois, de leurs titres. Ils briguent des places dans vos hôpitaux, avec l'espérance de s'emparer de toute la pratique de la ville; ils comptent même que celle de la ville leur attirera celle des campagnes. Mais, grand Dieu! quel temps leur restera-t-il pour donner à l'étude, pour remplir les fonctions qui leur sont imposées? Jusqu'à ce jour, à Bordeaux, une charge de médecin dans les hospices a été considérée comme un moyen donné pour arriver plus vîte à la fortune. C'était un brevet de polymathie, à l'ombre duquel on pouvait rester, durant le reste de sa vie, indifférent au progrès des lumières, sans néanmoins perdre les faveurs de l'opinion publique. « *Il est médecin* » *d'un tel hôpital* »! Cela équivaut à : « *Il est* » *un des plus savans médecins de la ville* »! Cependant, les jours ne sont point élastiques pour les médecins des hôpitaux, ils ne comportent que vingt-quatre heures pour tout le monde. Déduisez de ces vingt-quatre heures le temps accordé rigoureusement au sommeil, aux repas, aux soins domestiques, aux rapports de la société, d'affection, soit d'amitié, soit de famille, enfin aux plaisirs, car certains médecins des hôpitaux aiment aussi les plaisirs :

Ah! pour être dévot, je n'en suis pas moins homme!

Vous voyez, dis-je, maintenant le temps qui leur reste pour visiter une centaine de malades dans leurs salles respectives, pour répondre à la clientelle de la ville, de la campagne, pour aller souvent en voyage, etc., etc., etc.

Aux yeux du public, les médecins et les chirurgiens des hôpitaux sont censé posséder plus de talens, de connaissances, avoir plus d'expérience que leurs confrères Cela devrait être, j'en conviens ; mais malheureusement il n'en est pas toujours ainsi par plusieurs raisons. Zimmermann, dont l'ouvrage si précieux est devenu une espèce de bréviaire pour les praticiens, dans le liv. 3 de son *Traité de l'Expérience*, a écrit le passage suivant :

« L'absence continuelle, les occupations nocturnes, le nombre des malades, et surtout l'embarras que causent les assistans, ôtent au médecin fort occupé le temps, le courage de faire ses observations, d'y réfléchir comme il faut,

» de les comparer avec celles de tous les siècles, » et de rechercher la liaison que les effets ont avec » les causes. On a dit que le médecin qui court » jour et nuit pour voir des malades, ressemble » au prêtre qui porte les sacremens jour et nuit. » Tous voient beaucoup de malades, mais pas » une maladie.

» Ainsi, de plusieurs médecins, ou également » éclairés, ou également bornés, ceux qui ver- » ront le plus de malades à la fois seront les moins » sûrs. *L'esprit ne court pas si vîte que les mé- » decins.*

» Un médecin trop occupé voit trop et ne pense » pas assez. La rapidité avec laquelle les objets le » frappent, ne lui permet pas de se fixer. Tout » lui échappe avec une égale promptitude, ou » ce qui lui reste n'est qu'une impression confuse » et un souvenir obscur. Ce médecin ne peut donc » entrer dans les circonstances particulières d'un » malade et d'une maladie, ni changer ses mé- » thodes et ses remèdes, conformément à la diver- » sité de ces circonstances. Il prend tout en gros.

» D'après ces mêmes procédés, on a une grande » idée de la pratique des hôpitaux. J'ai visité dans » mes voyages quelques-uns des plus grands hô- » pitaux de l'Europe, et je me suis dit : Que le » ciel n'a-t-il pitié de ces malheureuses victimes! » Plusieurs que je n'ai pas vus sont très-bons,

» très-avantageux, non pas par le nombre des
» malades, mais par l'observation soigneuse des
» cas particuliers.

» Hippocrate lui-même n'a exercé son art que
» dans des petites villes, dont chacune n'était pas
» même assez grande pour entretenir un seul mé-
» decin. La plupart de ses observations ont été
» faites en Thessalie, en Thrace : il ne nomme que
» des petites villes. Galien dit qu'un seul quar-
» tier de Rome contenait plus d'habitans que la
» plus grande ville où Hippocrate ait exercé Ce
» n'est donc pas le grand nombre de malades,
» mais la capacité de tirer de chaque cas parti-
» lier tout le parti possible, qui fait l'habileté du
» médecin.

» Chaque maladie a quelque chose de parti-
» culier : l'œil de l'empirique passe furtivement
» sur ces particularités, et ne voit pas plus que
» le spectateur le plus ignorant. Un médecin idiot
» ne voit pas plus qu'un idiot quelconque. Sous les
» yeux d'un homme de génie, les phénomènes les
» plus ordinaires mêmes deviennent au contraire
» de la plus sérieuse attention, parce que c'est de
» ces phénomènes ordinaires qu'il apprend à gé-
» néraliser et à établir ses principes. Je puis dire
» même que les phénomènes les plus communs
» sont les moins connus du grand nombre, par
» cela seul qu'ils sont très-ordinaires. Le génie ob-

» serve au contraire en toutes circonstances quelque
» nuance, quelque singularité frappante dans ce
» qu'il y a d'ordinaire, parce qu'un corps diffère
» d'un corps, comme le disait Hippocrate, fût-
» ce même avec le même tempérament et dans
» des circonstances semblables. C'est aussi le gé-
» nie seul qui démêle alors les diverses complica-
» tions des maladies, et qui peut déduire des rè-
» gles de l'observation ».

Cette citation peut trouver des applications parmi nous.

La justice doit favoriser toutes les existences dans une profession, où toutes les capacités ne peuvent pas atteindre les sommités de la science. Certes, les médecins qui sont appelés à exercer leur ministère dans les hôpitaux, sont assez richement dotés en considération, en occasions favorables d'étendre leur fortune dans une grande ville, de se distinguer, pour faire volontiers des concessions aux intérêts d'autrui. Ainsi, nul médecin ni chirurgien des hôpitaux ne devrait quitter son poste pour aller en voyage visiter des malades, sans une permission spéciale du jury, qui devrait n'en accorder que difficilement. Cette condition leur serait expressément imposée, d'après la nature de leurs fonctions. Vous les avez choisis, n'est-ce pas, parce que vous les avez crus plus capables que leurs compétiteurs pour remplir ces mêmes fonctions, parce que vous les avez jugés utiles à vos malades. Dans le premier cas, ils doivent une portion de leur temps aux progrès de la science; dans le second, ils le doivent à leur service spécial, parce qu'ils en reçoivent tous les bénéfices.

La nature dispense à un petit nombre d'hommes une organisation tellement heureuse, il en résulte entre le physique et le moral une harmonie, une aptitude tellement puissantes, que ces génies extraordinaires prennent un vol d'aigle dans les régions scientifiques; ils planent sur nos têtes par leur supériorité; ils viennent éclairer le monde savant. On conçoit que ces hommes soient recherchés partout : leur coup-d'œil voit, apprécie ce que le vulgaire des médecins ne peut percevoir, constater. Mais autant ces génies rares s'élèveront, autant il nous importera de mettre à profit leur passage dans la vie, afin de recueillir avec soin toutes les lumières qu'ils peuvent répandre dans l'intérêt du genre humain. « Tous les jours un sot voit la lu-
» mière; mais il n'appartient qu'à un Newton de
» la décomposer et d'en poursuivre l'examen sous
» tous les aspects. Voilà le véritable génie qui en-
» gendre et fait tout de rien (1) ».

Des préventions habilement suscitées dans l'opi-

(1) M. Virey, *Esprit*, *Dict. des Scienc. Médic.*

nion publique, soit par des protections officieuses, soit par l'influence des menées actives d'une parentée nombreuse, et quelquefois un concours de circonstances combinées par le hasard, agissent simultanément pour grandir des médecins; dès-lors la magie de ces réputations, bien ou mal acquises, leur ouvre inévitablement l'entrée des hôpitaux. On en pourrait citer qui ont prodigieusement profité du prestige attaché à leurs emplois. Ils ont détourné néanmoins leur attention des progrès des lumières, pendant les dix, quinze, vingt et trente ans qu'on les a vus fréquenter nos hospices; leurs noms qu'on trouve en tous lieux dans la cité, ne se rencontrent nulle part dans la science. Cependant, lorsque leur règne sera terminé, qu'auront-ils laissé après eux pour le pays? Croyez-vous que si des médecins admis par ordre de mérite eussent rempli durant ces longues années ces emplois, tout le monde n'eût pas profité de leur présence?

Après avoir considérablement accru leurs biens, vous avez vu rarement ces hommes, qu'une nouvelle fortune distingue, mettre à profit leurs premières richesses pour quitter leurs foyers, aller en Europe, de capitale en capitale, s'enquérir dans tous les hôpitaux, qui servent de modèle, des découvertes utiles, agrandir leurs connaissances, leur instruction, et venir ensuite en faire hommage à leurs concitoyens.

Cependant, ce sont les exemples donnés par tous les grands maîtres de tous les pays, qui viennent corroborer encore les préceptes de La Fontaine et de Condillac : celui qui a le plus voyagé, a le plus vu; celui qui a le plus vu, est celui qui a le plus retenu. « N'oubliez pas, écrivait Platon » à Architas, que ce n'est pas pour vous seul que » vous vivez, mais aussi pour votre patrie et vos » concitoyens (1) ».

Des conditions que je viens d'énumérer, on pourra arguer que ce mode de procéder n'aboutirait qu'à faire dans les hôpitaux des médecins écrivains. Cette objection ne serait qu'une erreur; je pense au contraire qu'on peut être bon praticien et bon écrivain à la fois; ces deux qualités se trouvant alors réunies, on devient un homme bien plus habile et bien plus utile. Si tous les médecins écrivaient le résultat de leurs observations; si de bonne heure ils étaient astreints à cette peine journalière, insensiblement ils prendraient l'habitude de bien écrire. Je ne doute point que si cette condition devient indispensable pour être admis à occuper un emploi dans les hospices, ils ne parviennent à la remplir, et dès-lors leur tâche leur sera aisée.

On pourra objecter encore que tout le monde

(1) Cicér., *de Fin. et Mal.*, *lib.* II.

n'est pas doué du talent d'écrire, j'ajouterai, ni même de celui de bien parler, de bien énoncer ses idées ; cependant, l'un et l'autre s'apprennent. On voit tous les jours ce qu'un travail opiniâtre et une volonté soutenue obtiennent de prodigieux dans l'extension des facultés intellectuelles. Il est plus important de cultiver le premier que le second; il vaut mieux communiquer son instruction par écrit ; on laisse ainsi des œuvres qui survivent. Au surplus, comme ces emplois dans les hôpitaux devront exiger des qualités distinctives, partant, ils ne devront être réservés qu'au petit nombre de ceux qui les posséderont. Il ne peut appartenir qu'aux hommes supérieurs de faire de bons disciples. Dans les grandes professions, on voit des hommes spéciaux; leurs qualités les appellent par inclination dans les spécialités auxquelles ils sont si propres. Ainsi, tous les ministres de l'autel ne deviennent pas des Bossuet, des Bourdaloue, des Massillon, des Fléchier, pour faire retentir du haut de la chaire les vérités de l'Évangile. Ceux auxquels la nature a refusé ces dons de l'éloquence, s'appliquent à l'enseignement de la morale chrétienne, d'autres aux offices et exercices religieux quotidiens; ceux-là, enfin, deviennent des casuistes. Tous les avocats ne peuvent pas marcher d'un même pas et d'une même allure sur les traces des Ferrère, des Martignac et autres illustrations du barreau. Il est des hommes de loi qui, quoique très-instruits, ne s'appliquent qu'aux occupations du cabinet. Les travaux des Chambres de la représentation nationale nous montrent encore que chacun est appelé à coopérer au bien général, selon la spécialité de son mérite et la nature de ses occupations habituelles. Les cours royales se divisent en plusieurs chambres, et chaque chambre s'occupe de matières de nature différente. Dans le commerce, tout négociant n'est pas banquier, armateur, agent de change. En général, chacun se livre à une branche d'industrie, sans toutefois négliger les connaissances générales qu'exige la profession générique. Il me semble donc que nous devrions être arrivés au temps où il ne doit plus suffire d'être investi du titre de médecin seulement, pour être admis par faveur dans les hôpitaux; car une fois dans ce poste, et par le régime qui y règne, on ne doit compte de sa vie médicale à personne; on fait ce que l'on veut, selon son caprice.

Une considération des plus importantes, sur laquelle je désire fixer toute votre attention, c'est la création d'un inspecteur chargé de surveiller le service médical des hôpitaux. La commission a délégué un de ses membres pour être commissaire général dans chaque établissement de bienfaisance. Sa mission s'applique à l'ordre, à la police, d'une part; de l'autre, à l'examen de la nature et de la qualité des divers comestibles. Mais pourquoi le service médical, dans les hôpitaux, qui devrait dominer tous les autres services, ne recevrait-il pas une surveillance spéciale, afin de constater devant qui de droit que les médecins et chirurgiens sont réguliers, exacts à leur visite; que la distribution de leur prescription s'exécute avec ordre; que les cahiers des visites sont tenus avec soin; que les pansemens sont bien faits; que les élèves remplissent leurs devoirs; qu'enfin, tous les employés rivalisent de zèle? A cet égard, les hôpitaux de Paris nous offrent un exemple qu'on devrait imiter à Bordeaux.

A la présence d'un inspecteur dans les hospices, se rattachent encore d'autres considérations importantes; ce serait de constater auprès de l'administration les services que rend avec un zèle soutenu un médecin ou chirurgien, soit au public, soit à la science. La commission aurait alors à recommander ces citoyens distingués à M. le Préfet, et ce magistrat au ministre; et lorsque les récompenses publiques sont accordées avec profusion dans toutes les classes de la société, le corps médical, trop long-temps négligé, pourrait se voir décoré de quelques insignes honorables qu'on accorderait alors au mérite; car l'homme recommandable qui passe sa vie dans des études pénibles, et qui exerce une profession toute de bienfaisance, devrait avoir plus de droit à une décoration honorifique que beaucoup de personnes qui reçoivent cette récompense sans pouvoir justifier de titres aussi honorables.

Tout ce qui a trait à l'économie domestique et aux fournitures du matériel des hospices, vous l'avez sagement confié aux soins d'un directeur estimable, M. Peïre. Ce qui se rapporte à l'ordre et à la compétence du contentieux de l'administration, forme les attributions d'un secrétaire en chef, M. Pelauque. Pourquoi donc tout ce qui embrasse l'art de guérir dans les hôpitaux, n'obtiendrait-il pas une direction et une surveillance spéciales?

Je sais que chaque administrateur est commissaire spécial d'un des hospices de la ville. Mais s'il convient à un médecin ou à un chirurgien d'interrompre sous divers prétextes l'ordre régulier de son service et de négliger les malades qui lui sont confiés, qui peut le rappeler à l'ordre, juger sa conduite et lui infliger une punition? Ce ne peut pas être M. le commissaire, parce qu'alors il deviendrait juge et partie dans cette affaire. Cette solution si grave ne peut pas également être confiée à une sœur de charité, desservant l'hôpital où le délinquant serait employé. Honorons et respectons ces vénérables sœurs de charité, mais de grâce, Messieurs, ne les laissez point s'ingérer dans les affaires temporelles et administratives ; un inspecteur seul aurait ce droit. L'obtention de cette place ne peut être accordée qu'à un médecin.

Les reproches que l'on a entendu quelquefois adresser au zèle ralenti de quelques hommes de l'art, peuvent sans contredit tenir à ce que malheureusement personne ne veut rester à sa véritable place dans les hôpitaux. Peu d'esprits savent se contenir dans la sphère de leur utilité relative, voulant sans cesse empiéter sur d'autres droits. Ce n'est pas impunément que, dans cette grande administration, chacun veut porter ses prétentions plus haut qu'il ne le doit. L'autorité légale procède toujours selon un mode qui va de haut en bas. Quelquefois le service s'est vu gêné dans son exercice et dans ses vues d'instruction par l'intervention de quelque autorité qu'on ne saurait admettre sans répugnance. On conçoit dès-lors que l'orgueil médical puisse être blessé de se soumettre à un ordre de choses inférieur au caractère du médecin, et que l'exactitude et le zèle n'en puissent pas être troublés. Apelle, peintre célèbre de l'antiquité, exposait ordinairement ses tableaux aux yeux du public. Il se cachait derrière la toile, attendant avec impatience que chacun portât un jugement. Il réunissait les opinions de tous, et modifiait son ouvrage aussitôt que quelques remarques judicieuses assignaient un défaut. Un jour, un cordonnier passe, et trouve à redire sur la chaussure d'un personnage artistement représenté. Apelle saisit ses paroles et corrige son travail. Le lendemain, le cordonnier repasse. Gonflé d'orgueil que le grand peintre ait fait cas de ses observations, il s'avise de vouloir critiquer encore sur l'ensemble de l'ouvrage. Alors Apelle se présente et lui dit : « *Apprends qu'un cordonnier ne doit » pas porter son jugement plus haut que la se- » melle* ».

L'administration réunie en assemblée représente bien dans ses délibérations l'autorité suprême des hôpitaux; mais, au sortir de la salle du conseil, chacun des membres rentre dans les conditions de la vie privée. Son caractère d'administrateur s'efface; l'exécution des décisions de l'assemblée tombe dans le domaine d'une autorité plus subalterne. La sagesse de la commission devrait être appelée à régler le véritable mode selon lequel ses ordres supérieurs doivent être transmis aux médecins et chirurgiens. Que de bons réglemens soient octroyés, que leur exécution ne soit désormais confiée qu'à une autorité digne, capable, portant un caractère essentiel, spécial, incessamment on verra marcher tout le service médical des hôpitaux dans un ordre régulier, et tendre à un but d'utilité générale.

L'institution d'un jury médical et celle d'un inspecteur, auraient encore à prévenir un autre abus qui blesse la conscience publique; c'est le cumul des places. La raison répugne à croire que, trois, quatre places salariées, soient quelquefois accordées à un seul individu. Bien de pères de famille ou de jeunes médecins seraient soulagés dans leurs charges domestiques par le salaire d'un emploi, et les exigences de cet emploi en seraient encore mieux remplies. Celui qui n'aura qu'une place à remplir, le fera avec plus d'exactitude que celui qui en aura quatre; et d'ordinaire, celui qui occupe tant d'emplois veut aussi une grande clientelle, *intrà et extrà muros!*

Au milieu des abus qu'il est si nécessaire de réprimer au sein des hospices, on cite le suivant: Un médecin, dans sa section, est borné aux prescriptions thérapeutiques utiles aux malades qui lui sont confiés; mais le régime que ces mêmes malades peuvent exiger, n'est plus du ressort du praticien; il est fixé par la sœur de charité qui surveille la section. Cette manière de tronquer les attributions du médecin en plein exercice, décèle une puissance qui soulève la conscience de tout esprit sensé.

La pratique des hautes opérations chirurgicales devrait être également surveillée par les membres du jury médical. Lorsque la science nous fournit des procédés nouveaux pour le bien de l'humanité; lorsque ceux-ci ont acquis l'assentiment général de l'expérience, ces mêmes procédés devraient, ce me semble, être mis en usage dans nos hôpitaux, afin de les accréditer parmi nous, et de les présenter à l'instruction des élèves. Toutefois, l'inhabileté ou le caprice d'un chirurgien des hôpitaux, sont-ils capables de priver l'humanité souffrante des moyens plus avantageux que ceux qu'on employait précédemment? Lorsqu'on occupe un pareil emploi, il faut savoir satisfaire tous les regards qui suivent nos actes et nos actions. La dextérité, qui fait bien exécuter un procédé, met en même de les bien exécuter tous, ou bien l'on n'est point véritablement chirurgien. En adoptant dans les hôpitaux une pratique variée, on rend ces procédés familiers à ses disciples; ceux-ci, à leur tour, devenus praticiens, dans des cas de maladies compliquées, sauront avec sagacité en faire le choix le plus opportun, pour le cas qui se présentera à eux, et cela parce que leur maître leur en aura montré la pratique. L'éclectisme chirurgical doit être rigoureusement imposé dans un grand service public.

Un jeune écrivain nous a appris dernièrement, dans une feuille périodique (1), quel était l'état

(1) *Bulletin médical de Bordeaux*, du 14 Septembre 1833.

actuel de la pratique médicale dans l'hôpital Saint-André. Ce jeune docteur a rempli pendant quatre années dans cet hospice les fonctions de chef interne. Ayant journellement observé la pratique des médecins qui y sont employés, il a fait part au public de ce qui suit : « *Service médical*. — Il peut, » et nous le disons *sans flatterie*, être placé comme le précédent, sous le rapport de l'intérêt, » au niveau de ceux des grands hospices de Paris.

» L'une des sections, confiée aux soins de M. » D.... (1), nous fournira l'occasion de faire ressortir les avantages incontestables que ce praticien retire journellement dans la péripneumonie, » les fièvres intermitentes, les gastrites mêmes, » de l'hippocratisme et du thérapeutisme de Pinel, » de Stoll, *quoiqu'en opposition avec nos doctrines modernes*. C'est sans contredit l'un des » praticiens de l'hôpital qui fait la médecine la » plus active et peut-être la plus remarquable.

» La pratique de M. L... tient le *juste milieu* » entre celle de MM. D. et B. Ce vieux praticien » fort de son expérience, emploie peu de saignées, » mais en revanche il retire souvent des avantages

(1) La publicité est venue énoncer la méthode de traitement de chaque médecin praticien de cet hospice ; nous ne pouvons donc plus douter de leur doctrine. Aucun de ces honorables médecins n'ayant réclamé contre cette insertion, le public médical est en droit de penser qu'ils en acceptent l'aveu.

» des purgatifs, auxquels il recourt assez volontiers. Sa pratique nous fournira plusieurs cas de » *fièvres guéries par l'extrait de quinquina et* » *le sulfate de quinine.*

» M. le docteur B.... fait à l'hôpital, comme » dans sa pratique civile, une médecine sage, » prudente, c'est-à-dire, de pure expectation. » Toutefois, il faut le dire, les émissions sanguines, soit par les sangsues soit par le moyen » de la lancette, ne lui coûtent pas, lorsqu'il » reconnaît une phlegmasie un peu étendue. Ses » succès, mis en regard avec ceux de M. D.... » offriront d'autant plus d'intérêt, qu'ils seront » le résultat d'une thérapeutique *pour ainsi dire* » *opposée.*

» Mais de tous les faits pratiques fournis par la » clinique de l'hôpital St.-André, ceux recueillis » dans le service de M. le docteur M...., *ne* » *seront ni les moins nombreux, ni les moins* » *remarquables.* Tout le monde sait en effet que » nous sommes redevables à ce médecin distingué » des premiers essais, parmi nous, d'une méthode » nouvelle, dont les bases encore peu connues » semblent acquérir néanmoins dans sa pratique » un certain *degré de solidité.* M. M.... soumet » tous les malades de sa section au traitement » homœopathique, et *assure* n'avoir éprouvé de » difficultés que dans la cure des fièvres intermit-

» tentes. Il est bien curieux sans doute de voir » guérir des pneumonies avec crachement de sang, » des rhumatismes, *des apoplexies* et des gastrites » aiguës, sans émissions sanguines, *mais les faits » sont vrais*, et comme ils parlent plus fort que » tous les raisonnemens possibles, ce sont eux- » mêmes que nous venons recueillir sans com- » mentaire, et dont nous entretiendrons nos » abonnés ».

Entretenez un étudiant en médecine pendant quatre années à l'hôpital Saint-André, afin d'y acquérir du savoir au milieu de principes si opposés; que chacune des quatre années soit employée à nourrir son esprit des exemples et des préceptes que ces quatre médecins lui fourniront; après ce temps, transportez ce jeune homme dans la société, pour y répandre les services de son art; mettez-le ensuite en présence d'une maladie grave. Quel parti prendra-t-il dans le traitement qu'il aura à prescrire ? Vous le verrez trembler, s'épouvanter ! Pourquoi tant d'hésitations et d'angoisses? C'est qu'au milieu du dédale où il aura laissé égarer son esprit, il ne saura point profiter de ces principes solides, fondamentaux, qui fixent les déterminations du vrai praticien.

Personne n'a le droit d'imposer des lois, dans la pratique, à la conscience et à la religion d'un médecin : telle est du moins mon opinion. Cependant le titre de médecin ou de chirurgien d'un hôpital, dans une grande ville, peut-il servir de brevet d'impunité ou de tolérance contre les entreprises extravagantes, hasardeuses de l'esprit, ou les rêveries de systèmes si opposés?

Dans ces positions élevées, lorsque le public médical a les yeux fixés sur les faits qui émanent de la pratique d'un grand hôpital, aucun des actes du médecin ne peut être indifférent. Ses succès ou ses revers doivent être également connus et publiés avec bonne foi, afin que son exemple soit suivi ou évité. Si ses doctrines sont trop opposées à la saine raison et à l'expérience, il convient de les stygmatiser du sceau d'une salutaire réprobation.

Le même rédacteur a écrit encore dans cet article, au chapitre *Service chirurgical :*

« Un fait bien constant, c'est que sans qu'il » y ait jamais de précipitation dans la détermi- » nation des cas d'opération, il ne se passe pas de » semaine sans qu'on en ait fait plusieurs d'une » plus ou moins haute importance Or, avec de » telles ressources, *les progrès rapides et les* » *nombreuses découvertes de chirurgie mo-* » *derne*, seront facilement portés à la connais- » sance de nos abonnés; car, nous le disons à l'a- » vance, nous n'avons point encore aperçu de *mé-* » *thodes exclusives de procéder*, et nous espé-

» rons qu'elles seront aussi variées que les cas » sembleront l'exiger....., etc.

Ce jeune écrivain ne berçait-il pas ses abonnés d'une vaine espérance, en leur promettant de les faire jouir des progrès récens et des découvertes recueillis dans l'hôpital? Ces découvertes ont presque toujours été accueillies avec dédain, et quand elles ont été employées, c'est généralement au-dehors de cette enceinte. Les chirurgiens-majors, jusqu'à ce jour inclusivement, n'ont voulu les sanctionner qu'en partie. L'anathême a été jeté sur la lithotritie dans nos hospices, et cependant un assez grand nombre de calculeux ont été guéris dans notre ville par le broiement. Les procédés nouveaux de la taille bi-latérale, hypogastrique, recto-vésicale, n'ont point été pratiqués encore dans cet hôpital, malgré leurs avantages immenses sur les vieilles méthodes. L'ablation du col de l'utérus ulcéré n'a point encore été exécutée; la torsion des altères n'a point été mise en pratique, etc., etc.

Notre jeune rédacteur ne s'est point aperçu, nous dit-il, de l'adoption d'aucune méthode exclusive. Je le prierai de vouloir bien dire à ses abonnés, dans un nouvel article, s'il a vu jamais opérer de la cataracte différemment que par l'ophtalmostat à ressort? On a cependant démontré tous les inconvéniens de cet instrument et les dangers qui suivent son emploi. A-t-il vu pratiquer encore l'opération de la pierre par un autre procédé que par le secours de la rondache (1)?

Si donc un jury médical était chargé de pourvoir au service de santé des hospices; si un bon inspecteur veillait à ce que chacun remplît exactement son devoir dans son poste respectif, combien ne serait-il pas facile à la commission de retirer de ces établissemens les avantages incalculables que l'emploi de près d'un million de dépenses lui donne le droit de recueillir, afin de les répandre sur la société tout entière? Lorsque les hautes administrations du département et de la ville concèdent des sommes considérables pour l'entretien des hospices, faut-il encore que tout le public profite directement ou indirectement de ces sacrifices?

Tout ce que je propose, Messieurs, ne peut se réaliser qu'à la faveur de vos sages résolutions. Mais ne perdons pas de vue que la main ferme qui doit tenir les rênes de la volonté supérieure, sur laquelle la confiance publique se repose, ne saurait se relâcher sans inconvénient; car si,

(1) On sait que récemment quelques procédés nouveaux ont été tentés avec succès par M. le Chirurgien-adjoint, alors qu'il a été chargé du service par *intérim*. Je me félicite, avec tous les amis des sciences et de l'humanité, qu'une ère nouvelle vienne bientôt s'ouvrir dans l'hôpital de Bordeaux, sous les auspices de ce chirurgien distingué.

6

pendant cette pause, une autorité subalterne venait à se mettre à sa place, ce serait alors le cas de vous dire, comme Thémistocle à ses amis :

« *Ce petit garçon que vous voyez là, est* » *l'arbitre de la Grèce ; car il gouverne sa* » *mère ; sa mère me gouverne ; je gouverne les* » *Athéniens, et les Athéniens gouvernent les* » *Grecs* (1) ».

Veuillez agréer, etc.

---

(1) Plutarque, *Vie des Grands Hommes*. Voyez Thémistocle.

CINQUIÈME LETTRE.

Considérations sur une *économie médicale* à instituer dans les hôpitaux de Bordeaux. — Ses conséquences importantes pour la pratique. — Coup-d'œil rapide sur les divers hospices civils entretenus par la ville de Bordeaux. — Elémens nombreux d'instruction publique qu'on y rencontre.

AUX MÊMES.

Bordeaux, Mars 1834.

Les grandes cités aiment, vous le savez, Messieurs, dans leur munificence, à présenter avec orgueil à l'étude des beaux-arts ou à la curiosité empressée, les richesses de leurs monumens.

Parmi ceux dont Bordeaux peut tirer vanité, se trouvent les établissemens consacrés au soulagement de l'humanité.

Il ne s'agit point aujourd'hui de reporter votre attention sur la structure des établissemens de bienfaisance, sur leurs riches mobiliers, sur l'ordre qui y préside ; j'ai traité, comme je le devais, ces considérations secondaires.

L'esprit philosophique ne saurait s'arrêter à un examen aussi superficiel. Les investigations intestines doivent positivement trouver des élémens précieux au sein des hospices. Cette espèce d'*intus-susception*, c'est-à-dire d'assimilation de ces divers élémens, fondera une *économie médicale*: quelle école plus féconde d'instruction ne pourra-t-on pas alors élever parmi nous?

Un chirurgien célèbre du dernier siècle, le docteur Quesnay, médecin de Louis XV, médita profondément sur un sujet que Montesquieu avait entrevu, que Rousseau ne fit qu'effleurer : c'était l'économie politique. Dans ses entretiens privés avec ses amis Buffon, Diderot, d'Alembert, Duclos, Helvétius, Turgot, Marmontel, etc., Quesnay enseignait les rudimens d'une science qui de nos jours a pris un grand développement, a été réunie en corps de doctrine, et dont l'enseignement est devenu public. Tout le monde sait aujourd'hui que cette science est d'une très-grande utilité dans les gouvernemens, pour l'administration de leurs richesses.

L'auteur de l'article *Économie politique*, de l'Encyclopédie moderne, dit : « Pour les dépositaires du pouvoir, l'économie politique est l'art » d'extraire l'or des entrailles des mines et de

» celles du peuple : leur science financière est une » espèce de *chrysologie* (1) ».

Pour les membres de la commission des hospices, véritables dépositaires du pouvoir qui régit les services de ces institutions de bienfaisance, l'*économie médicale* doit être, selon moi, l'art d'extraire la science des entrailles des hôpitaux, par l'organe de leurs médecins et chirurgiens : cette espèce de *chrysologie médicale*, passez-moi l'expression, établie au milieu d'une mine si féconde, donnera inévitablement des trésors à la science.

Les moyens à employer pour atteindre ce but, seraient fort simples et n'occasionneraient aucune dépense à l'administration. Les exemples que sanctionne l'expérience de tous les jours, tirés, soit de l'économie industrielle, soit enfin de toute espèce d'économie, me conduiront naturellement à une exposition claire et précise de mon opinion.

Un père chargé d'une nombreuse famille, si sa fortune n'est pas considérable, saura faire servir l'instruction qu'il aura donnée au premier de ses enfans à ses enfans puînés. Le vestiaire des fils aînés passe d'ordinaire aux fils plus jeunes. C'est ainsi que l'esprit d'économie domestique sait employer à propos les ressources, en retirer des ré-

(1) *Encycl. mod.*, tom. II.

sultats consécutifs tout naturels, et diminuer les charges du chef de la famille.

Un industriel, après avoir exercé l'application des procédés chimiques sur une grande quantité de betteraves, afin d'en extraire un sucre rival du sucre de cannes pour augmenter ses gains, sait utiliser les résidus; il les fait servir à l'entretien des animaux : au lieu de vingt têtes de bétail, il peut actuellement en nourrir plus de cent sur ses terres. Non-seulement ces animaux donnent une plus grande facilité pour cultiver ses champs, mais ils multiplient leurs espèces, et forment beaucoup d'engrais. Ainsi, par la combinaison bien entendue de ces moyens, tous les revenus de l'homme industriel augmentent à la fois et proportionnellement au soin qu'on leur accorde.

Combien ne serait-il pas facile de faire surgir de nouveaux exemples de l'examen de chaque industrie? Mais je ne dois pas oublier que c'est à vous que je m'adresse, Messieurs; à vous dont toutes les habitudes de la vie ont été dirigées vers ce qui peut être utile à vos concitoyens. Vous reconnaîtrez, j'en suis sûr, avec moi, qu'il est très-facile de faire une application analogique de l'économie de ces spécialités à l'économie médicale des hospices.

Admettons que vous vous désistiez de votre

prérogative la plus belle, la nomination des médecins et chirurgiens, pour en revêtir un jury spécial et consciencieux, et examinons les conséquences qui doivent en résulter.

La ville de Bordeaux possède sept grands établissemens de bienfaisance, savoir : 1.° le grand hôpital Saint-André, 2.° l'hospice des Enfans trouvés, 3.° celui des Incurables, 4.° celui des Vieillards, 5.° celui des Aliénés, 6.° l'hospice de la Maternité, 7.° enfin, l'hospice des Vénériens.

Bien que ce dernier établissement ne dépende pas de l'administration générale des hospices, il n'en est pas moins entretenu aux frais de la ville, par conséquent il pourrait être astreint à fournir son contingent à l'instruction publique. Il vous est concédé près d'un million de revenus pour subvenir à l'entretien de ces établissemens : nous connaissons la répartition pour chaque hospice; pourquoi ne pas en retirer tout le parti possible?

Le grand hôpital Saint-André reçoit la somme de 226,000 fr. pour l'entretien d'une population moyenne de 620 individus, dont le mouvement s'élève par an à 8550 malades. Dix-huit salles sont affectées au traitement de ces malades, dont douze sont destinées à la pratique de la médecine interne, et six à la pratique de la médecine opératoire. Quatre médecins desservent les douze premières salles, et un chirurgien-major est chargé du service qui lui est spécial. En vérité, cette dernière fonction est bien au-dessus des forces d'un homme seul. Sans doute si vous étiez éclairés des lumières et des conseils d'un jury médical, ce jury n'eût pas manqué de vous faire concevoir la nécessité de diviser ce service entre deux chirurgiens également habiles.

Personne n'ignore que sur une population de 8550 malades reçus dans le courant d'une année dans le grand hôpital, on ne doive y voir des cas pathologiques extrêmement rares, y faire des observations des plus précieuses pour l'avancement de l'art et pour l'instruction publique. Pourquoi, dès-lors, ne pas les recueillir avec soin, les déposer dans des annales instituées *ad hoc?* Voilà déjà, Messieurs, les molécules d'or, passez-moi la comparaison, qui se présentent dans le sein des hôpitaux, non point sous la forme d'une matière pulvérulente, mais sous les conditions de faits; une espèce de *chrysologie intellectuelle opérée par l'observation*, saura les ramasser et les mettre à profit, afin de les transformer, non en lingots, mais bien en préceptes. Tel est le travail que des médecins et chirurgiens instruits, des médecins et chirurgiens zélés, laborieux, ne devront pas manquer de faire.

Pourquoi chaque médecin qui reçoit des émolumens des deniers publics, et une position si honorable dans le monde médical, ne recevrait-il pas aussi l'injonction de faire un cours de clinique, dans sa salle spéciale, à dix, quinze ou vingt étudians de troisième ou quatrième année? Il devrait aussi être tenu d'exercer une surveillance active sur les travaux de ces élèves, et être appuyé des réglemens d'une bonne discipline, sans l'exécution de laquelle nul élève ne pourrait être admis à suivre ses leçons; car si vous voulez transmettre tous les moyens d'instruction qu'offrent vos établissemens, il faut qu'il y ait encore réciprocité d'action entre le zèle de l'élève et celui du maître. Un professeur, quelque habile qu'il puisse être, épuiserait inutilement toutes les ressources de son intelligence, de son zèle à remplir ses devoirs, de son dévoûment pour la science, s'il ne s'adressait à des élèves exacts et désireux d'apprendre. Ces jeunes gens, guidés par de bonnes institutions, et formés par des professeurs instruits, recueilleraient bientôt tous les fruits d'une bonne pratique; répandus ensuite dans le public, où ils seraient appelés à exercer leur ministère, ils y rendraient des services signalés.

La mort est une condition de la vie, et malgré l'habileté de vos médecins et chirurgiens, il succombe dix malades sur cent. (*Voyez le tableau, pag.* 7). Avant d'enfouir dans la terre ces dépouilles mortelles, pourquoi ne poursuivrait-on pas les investigations cadavériques, dans tous les cas jugés nécessaires, afin de connaître le siége des maladies, et d'apprécier les désordres organiques qu'elles exercent sur les parties? Voilà les entrailles que l'on peut fouiller dans les hôpitaux, c'est là que la science trouve avec abondance son or si précieux!

Si la mortalité dans votre grand hôpital s'effectue dans la proportion de dix sur cent, il en résulte que sur le mouvement annuel de 8550 malades, il doit y avoir 850 décès. Voilà certes assez de sujets pour former un enseignement anatomique des plus complets, parmi les étudians en médecine qui se rendront dans vos hôpitaux. Et en toute justice, vous devez cette concession à ceux que vous employez auprès de vos malades, car, ce n'est que dans l'espérance d'acquérir une grande et solide instruction, qu'ils sont attirés dans les hospices. Par exemple, que pourraient valoir aux internes les 200 fr. d'indemnité que vous leur accordez par an, s'ils n'étaient animés de cet espoir si légitime?

L'esprit de l'économie médicale ne se borne pas, comme l'esprit de la bienfaisance, à recevoir 8550 malades dans votre hôpital, pour leur prodiguer tous les secours qu'exige leur état et les renvoyer ensuite. Si les libéralités qu'une grande cité tire de ses trésors sont destinées à obtenir, à grands frais, l'entretien des hospices, il importe que ce ramas des infirmités humaines serve à instruire l'homme destiné à répandre les bienfaits de son art conservateur dans la société entière, depuis le palais du prince jusqu'à la chaumière du pauvre. Dans le monde moral comme dans le monde physique, tout s'entr'aide, tout se lie, tout se soutient pour accomplir les vues et les décrets de la Providence. Ainsi, les emplois dans les hôpitaux ne doivent plus être considérés comme des moyens assurés de faire arriver plus vîte un médecin à la fortune. Il convient que cette faveur soit acquise par de grands travaux, afin que celui qui l'occupera rende des services, et que toute la société profite des bienfaits qui ne peuvent se rencontrer que dans de grands établissemens chèrement entretenus.

Tels sont, Messieurs, les aperçus sur les ressources immenses que vous fournit le grand hôpital Saint-André, pour y établir un enseignement qui peut rendre des services inappréciables à nos contrées. Tous les élémens capables de concourir à une grande instruction sur la pratique de la médecine générale, et celle des grandes opérations chirurgicales en particulier, existent dans la même enceinte, sous votre direction; tant de moyens propres à former des sujets ont été négligés jusqu'à ce jour; cependant la voix de l'humanité, l'honneur du pays et l'intérêt général, devraient, ce me semble, émouvoir profondément vos consciences, et vous porter à prendre des déterminations pour mettre à profit toutes ces ressources.

De pareilles modifications auront, je n'en doute pas, à lutter contre l'empire de l'habitude déjà établie ; elles rencontreront des esprits rétifs et fixes dans leurs postes, avec des vues moins étendues ; ils croient cependant avoir atteint peut-être les derniers termes du possible. Aux yeux de ceux-là, le chapitre des considérations personnelles sera d'un grand poids dans l'appréciation des résolutions de cette nature ; mais ne perdez pas de vue, je vous prie, Messieurs, que la volonté qui porte un caractère véritablement légal, quand elle agit dans l'intérêt commun, a le droit de donner à ses institutions la forme qui lui paraît la plus heureuse, et de soumettre les volontés partielles à l'autorité de ses règles, abstraction faite de toute considération personnelle. Quelques intérêts lésés, quelques vanités froissées, quelques prétentions désappointées, condamneront ces propositions ; mais qu'importe les intérêts de quelques-uns devant les intérêts de tous ?

En quittant le grand hôpital, souffrez, Messieurs, que j'appelle votre attention sur l'hospice des Enfans trouvés, dont l'entretien coûte 370,000 francs à la ville de Bordeaux et au département de la Gironde. (*Voyez pag.* 7). Cet établissement est aussi fécond en moyens d'instruction que le précédent. Ces êtres malheureux peuvent payer à la société, par l'utilité qu'offre leur réunion, la dette qu'ils contractent en naissant envers la charité céleste qui les assiste et la bienfaisance humaine qui les fait vivre.

Lorsque je parcours ce vaste et beau local, que je considère de combien d'enfans et de malades il est peuplé, je ne peux m'empêcher de m'écrier: Comment la commission des hospices n'a-t-elle pas encore pensé à utiliser tous les élémens d'une instruction spéciale, et n'a-t-elle déjà su créer une clinique médicale, appliquée à l'enseignement des maladies de l'enfance? Ce sujet est digne, Messieurs, de toutes vos méditations.

Depuis sa naissance jusqu'à l'âge de la puberté, l'enfant est exposé à une foule d'affections qu'il est du plus grand intérêt d'étudier, car il importe de conserver les nouveaux-nés pour parvenir à former des hommes. Or, peut-on bien connaître les maladies de cet âge, si l'on ne les examine jamais durant ses études médicales? Nous voyons cependant tous les jours que si, dans vos familles, un de vos enfans vient à être malade, vous invoquez de suite les lumières de la médecine. Les secours que celle-ci vous promet seront d'autant plus efficaces que votre médecin aura vu et observé davantage, dans un grand hôpital, toute la variété des affections de l'enfance.

Il n'y a aucun doute que le médecin qui aura été admis à remplir cet emploi d'après le mode que j'ai exposé, ne sache mettre à profit, dans l'hospice des Enfans trouvés, ces précieux avantages. Que de faits intéressans le professeur n'aura-t-il pas à observer ! il en consignera le résultat dans les archives; il s'empressera préalablement d'en rendre compte aux élèves qui suivront ses cours; et comme il survient 162 décès par an parmi ces enfans, ces sujets devront être donnés à l'école pratique d'anatomie générale, afin que les élèves puissent se familiariser avec l'anatomie et la pathologie de l'enfance. Quelle mine féconde pour leur instruction!

La médecine a des bornes dans les moyens qu'elle dirige contre les infirmités humaines: au-delà, règne une foule d'affections enveloppées encore de ténèbres, reconnaissant pour cause, soit des lésions organiques profondes, soit des aberrations dans les lois physiologiques. Cent neuf vieillards qui coûtent aux hospices 39,000 fr., peuvent encore fournir une matière féconde à un professeur habile, pour faire un cours plein d'intérêt sur les maladies chroniques, sur celles qu'il est dangereux de guérir. Les nécropsies de ces sujets, à leur décès, deviendront un objet de recherches du plus haut intérêt pour les étudians. Les observations du médecin sur ces affections devront enrichir les archives des hôpitaux.

La mort est une condition de la vie, je l'ai déjà dit; mais tout le monde ne franchit point le terme fatal par l'effet d'une fin prématurée, au commencement ou au moyen période de l'existence. Il est réservé à un petit nombre d'hommes, il est vrai, d'arriver jusqu'au terme le plus reculé de la vie, et de présenter tour à tour les phénomènes qui sont les attributs des divers âges et des années climatériques. Depuis le commencement de la vieillesse jusqu'à l'état de caducité, il s'opère une déclinaison progressive dans les lois des fonctions vitales, des modifications physiques dans l'ordre moléculaire de l'organisme et dans l'exercice des fonctions intellectuelles. Quel sujet de méditations pour le médecin philosophe! Les présenter à ceux qui débutent dans la carrière pour marcher sur les traces de leurs devanciers, et dont l'attention doit être dirigée tout entière vers l'étude de l'homme, devrait, ce me semble, être un devoir. Cette tâche sera dévolue au médecin admis dans ce service; il sera nécessaire que le fruit de ses méditations vienne grossir encore les *mémoires* des hôpitaux.

Le cœur rempli de deuil, j'aborde cet asile où l'homme est condamné à vivre automatiquement, privé du plus bel attribut que la nature ait dispensé à l'espèce humaine, des lumières de la raison. Cette privation des facultés intellectuelles le relègue loin du commerce de ses semblables. Cependant les maladies mentales ne restent pas toujours rebelles, inaccessibles aux ressources de l'hygiène, combinées avec celles de la médecine De nos jours, cette branche de l'art a reçu des perfectionnemens avantageux; ne serait-il pas à désirer qu'une école spéciale, dans laquelle on professerait l'enseignement et le traitement des affections nerveuses, fût établie à Bordeaux, dans le magnifique hospice qui coûte 77,000 fr. d'entretien aux hospices, pour le séjour habituel de 165 aliénés. Il doit me suffire d'arrêter votre esprit sur ce sujet, afin que vous en déduisiez naturellement des conséquences de la plus grande utilité.

La conception résulte du rapprochement des deux sexes, sous des conditions données. La fécondité produit un nouvel être. La gestation comprend tous les périodes de la formation rudimentaire du fœtus, de son organisation, de son développement, de ses rapports intimes avec la mère jusqu'au terme de la parturition. La durée de la gestation expose la femme à un grand nombre de maladies qui lui sont propres, et à d'autres affections qui lui sont suscitées par la présence de l'enfant. A l'époque fixée par la nature, le nouvel être doit recevoir la lumière, et cette expulsion obstétrique ne peut s'opérer que selon des rapports, des conditions établies entre la mère et l'enfant : c'est ce qui constitue l'art de l'accouchement.

Mais combien de jeunes gens qui ont étudié cinq ou six ans la médecine à Bordeaux, y obtiennent le titre d'officiers de santé, pour aller ensuite prodiguer leurs soins aux habitans des campagnes ! Leur titre de chirurgien les fait appeler bientôt auprès des femmes en couche, et presque tous ont fait leurs études, sans jamais avoir vu sortir un enfant du sein maternel. Cependant les hospices fournissent 26,000 fr. pour l'entretien de 45 lits à la maison de la Maternité, dont la population moyenne annuelle est de 400 femmes. L'esprit de l'économie médicale demande ici pourquoi les portes de cet hospice sont constamment interdites à l'instruction des étudians ? Ne serait-il pas plus rationnel, plus selon une sage administration, d'admettre tous les ans dix à quinze de nos élèves les plus instruits, pour leur permettre de se familiariser avec cet art souvent si utile ?

Si vous arguez des motifs de pudeur et de bienséance, je répondrai que ces raisons s'effacent devant l'intérêt général. Du reste, ces jeunes gens devraient être soumis à une discipline très-sévère, sous la direction de leur professeur. Celui-ci aurait le droit de suspendre leurs entrées à la plus légère infraction commise contre les réglemens consentis. Dans ce même lieu, pourraient également être enseignées les maladies que produit la gestation, l'anatomie du fœtus et les affections qui lui sont propres, ainsi que les différentes positions de la présentation de l'accouchement, et les manœuvres que peut réclamer chaque cas particulier. Cette école pratique d'obstétrique répandrait bientôt tous ses bienfaits dans la société. J'ai connaissance que la théorie de cet art est démontrée dans un cours, par un médecin capable, à l'école secondaire de Médecine à Bordeaux, mais je ne m'occupe ici que de son enseignement clinique.

Le vice est venu conspuer l'humanité pour mieux faire ressortir toute la splendeur de la vertu. Les classes les plus élevées où arrive l'éducation, se trouvent plus préservées des atteintes portées par les désordres de la vie licencieuse. Il reste encore une autre portion assez nombreuse dans la société qui devient la victime des passions sans frein. La munificence des grandes villes ramasse d'ordinaire, dans des infirmeries, ces êtres déréglés, pour leur faire profiter des ressources que la médecine oppose à leurs maux et à leurs infirmités dégoûtantes.

La ville de Bordeaux entretient, sans avoir recours à l'administration des hospices, une infirmerie destinée spécialement au traitement des maladies syphilitiques. La commission peut encore mettre à profit les ressources que cet établissement offre à l'instruction des élèves et à la propagation des lumières. Les médecins de cette infirmerie auraient à remplir les mêmes conditions imposées aux médecins et chirurgiens des autres établissemens publics.

Je suis, etc.

SIXIÈME LETTRE.

Continuation du sujet précédent.

AUX MÊMES.

Bordeaux, Mars 1834.

L'EXPOSÉ rapide que j'ai eu l'honneur de vous adresser dans ma lettre précédente, est, selon moi, susceptible d'un plus grand développement. Néanmoins j'espère qu'il suffira pour justifier à vos yeux la raison qui m'a conduit à appeler votre attention sur l'économie médicale des hôpitaux. La manière assurée d'en recueillir efficacement tous les avantages, serait, ce me semble, de faire construire en premier lieu une école d'anatomie pratique, dans laquelle tout individu, se livrant à la carrière médicale, viendrait s'exercer, en payant toutefois une rétribution convenable, et en se conformant aux réglemens arrêtés à cet égard, et dont l'exécution serait confiée à un chef des travaux anatomiques. L'étude de l'anatomie, sans laquelle on ne peut fournir en médecine qu'une carrière sans gloire, peut facilement être enseignée et perfectionnée à Bordeaux, si les sujets décédés dans tous les hospices viennent une fois à être livrés aux travaux des élèves. Ce sont les premiers élémens d'une grande instruction que l'on rencontre d'abord dans les hospices, et qu'une administration solliciteuse du bien public saura sans doute utiliser. Elle saura également faire recueillir, par l'organe des médecins et chirurgiens attachés aux hôpitaux, une observation savante qui, déposée dans des écrits, deviendra la propriété du public médical.

M. Orfila, célèbre professeur, et doyen de la Faculté de Médecine de Paris, vient de faire construire, dans l'école d'anatomie pratique, de grands pavillons pour y recevoir six cents élèves. Ceux-ci, pendant la saison de l'hiver, sont occupés à des travaux de dissection, et pendant celle de l'été, à des expériences de médecine légale, ou à d'autres expériences qui intéressent l'utilité publique. Ce professeur a senti toute l'importance de la propagation des lumières. En conséquence, il a mis la Faculté en mesure de transmettre l'enseignement à ses nombreux élèves par tous les moyens possibles. Pourquoi ne suivrait-on pas un tel exemple à Bordeaux?

J'ai déjà pressenti les objections qui pourront

s'élever au sein de la commission pour combattre mon argumentation.

Je pense qu'on peut à peu près les formuler ainsi :

1.° Le budget des hospices est irrévocablement arrêté, et ne peut permettre de nouvelles dépenses.

2.° Il n'existe dans l'hôpital St.-André aucun emplacement vacant ou assez vaste pour y faire construire des pavillons anatomiques.

3.° Les sœurs de charité qui sont employées aux hôpitaux se refusent de livrer aux élèves les sujets décédés, et de tolérer les dissections.

4.° Il n'est permis, selon les lois universitaires, qu'aux Facultés de Médecine de faire parcourir aux élèves de grands plans d'étude en médecine.

Ces raisons principales, selon moi, peuvent être combattues de la manière suivante :

1.° Lorsqu'on considère l'économie domestique portée dans tout le passif des divers services du grand hôpital, dans ses dépenses, dans ses acquisitions, on ne peut guère croire qu'une administration si sagement guidée ne puisse distraire de l'emploi de près d'un million de revenu, soit par des suppressions, soit par des réductions, etc., la somme nécessaire à la construction des pavillons dont je vous ai démontré l'utilité. Mais en supposant que le chiffre des répartitions du budget soit tellement rigoureux qu'il fût impossible d'y opérer quelque changement sans nuire à l'intégrité des services respectifs, une autre voie ne vous est-elle pas ouverte, en faisant un appel de fonds aux conseils généraux ou municipaux? Leur générosité n'est jamais sourde à la voix du bien public. Vous devez d'autant plus être enhardis dans cette démarche, que ce qui se passe dans nos mœurs publiques semble d'avance en assurer le succès. Le Gouvernement n'entretient-il pas à grands frais des établissemens de haras, pour multiplier et perfectionner les races des chevaux? Notre département ne vote-t-il pas des fonds pour l'entretien d'une ferme-modèle, afin d'y faire répéter les découvertes modernes de l'agriculture, y propager la race des mérinos, et d'offrir à notre commerce, à notre luxe, des tissus plus fins, plus délicats? Nos conseils municipaux ne concèdent-ils pas de grandes sommes pour l'agrément de nos promenades, à l'ombre desquelles vient se reposer l'oisiveté? Ne voyons-nous pas tous les ans distribuer des primes à celui des propriétaires qui présente les plus beaux poulains? Des prix ne sont-ils pas alloués au possesseur du coursier qui a montré le plus de vîtesse en franchissant l'arène? Pourquoi donc le système des assemblées délibérantes, si libérales dans des sujets d'un ordre bien inférieur d'utilité publique, viendrait-il à refuser les fonds nécessaires pour propager, perfectionner l'art le plus utile à la société, celui auquel tous ses membres ont recours à chaque instant de la vie?

2.° Ce qui a toujours surpris tous les médecins, en examinant un hôpital dans lequel un habile architecte s'est attaché à faire une juste part à tous les services, c'est que l'instruction médicale n'ait pu trouver qu'une bien modique place pour y tenir ses exercices. Cependant, je pense qu'avec un peu de bonne volonté, on pourrait établir un vaste amphithéâtre pour faire travailler les élèves, et augmenter même les revenus du budget des hospices, en mettant à contribution les douze cents décès environ qui s'opèrent, par an, dans tous les hôpitaux de Bordeaux.

3.° Personne n'honore et ne respecte plus que moi ces vénérables sœurs de charité, qui animent les hôpitaux de l'esprit sacré de leur mission, de leurs vertus, de leur bienfaisance, de leurs soins affectueux qu'elles savent accompagner de tant de bonté! Je désire voir ces filles saintes, entourées de tous les égards, de toute la considération qui doivent appartenir à la pratique de toutes les vertus humaines. Je voterais pour que le bonheur de leur temporel soit le plus parfait dans ce monde, en attendant la béatitude céleste que leur promet l'abnégation volontaire de tous les plaisirs de la vie. Mais j'aimerais à voir aussi leur domination circonscrite dans les canons de leurs statuts, de leur mission, et non point portée jusque dans les déterminations administratives. Il est d'autant plus nécessaire qu'elles soient éloignées de l'esprit gouvernemental des hospices, que le respect qu'elles inspirent imposent silence aux meilleures raisons. Avec des âmes faites pour exercer toute espèce de bonnes actions sur cette terre, il me semble qu'il suffirait de quelques avertissemens pour voir les sœurs se désister d'une autorité qui enraie si étroitement la culture de sconnaissances anatomiques, si utiles aux progrès de la médecine. Ce qui se passe dans les autres hôpitaux de France, desservis par le même ordre de religieuses, devrait, par exemple, les conduire à cette concession. A Paris, à Lyon, à Montpellier, à Strasbourg, etc., les dépouilles mortelles des malades préalablement soignés dans les hôpitaux, sont livrées à l'instruction des élèves et des médecins. Les âmes chrétiennes n'ont qu'une même interprétation du texte de l'Évangile. La loi morale que Dieu a prescrite à la pratique de notre sainte religion, ne saurait être plus sévère à Bordeaux que dans ces autres lieux, où la bienfaisance a également dressé ses autels, et s'y laisse assister de la tolérance.

En France, les femmes exercent un grand empire dans la société. L'esprit du pays leur accorde beaucoup de déférences; mais malgré leur influence naturelle, la fierté du caractère national a créé parmi nous la loi salique, et c'est y déroger que d'obéir aveuglément à l'autorité impropre d'une femme, quelle que soit d'ailleurs sa position, sa naissance, sa dignité. La voix des dames est trop douce, trop faible, pour commander à des hommes dans le sentier du devoir que leur imposent des fonctions publiques.

De nos jours, un jeune médecin français fut conduit dans une région orientale plongée dans l'ignorance, et dominée par tous les préjugés que celle-ci mène à sa suite. Ses efforts pour dissiper les ténèbres qui, depuis des siècles, enveloppaient les Égyptiens, ont été couronnés d'un plein succès. Il est parvenu à établir à Abou-Zabel une école où toutes les branches de la médecine sont enseignées avec des avantages remarquables, où les études anatomiques sont exercées avec toute la liberté, avec toute la sécurité possible, au milieu d'un peuple qui, naguère, recevait de la religion la loi inviolable de ne jamais toucher un cadavre. Voici comment M. le docteur Clot-Bey, ce propagateur des lumières dans l'Orient, s'exprime à ce sujet :

« Une autre difficulté non moins grande était » l'introduction des études anatomiques, pour la- » quelle il fallait vaincre les préjugés de la reli- » gion. J'eus à ce sujet des conférences avec les

» chefs du culte, dans lesquelles j'eus le bonheur » de leur persuader que l'étude de l'anatomie, » loin d'être une profanation des morts, n'avait » pour objet que la conservation des vivans, et » que sans elle on ne pouvait devenir médecin. » Une autorisation tacite me fut accordée, avec » injonction d'en user avec toute la réserve et les » précautions possibles. En peu de temps, la ré- » pugnance des élèves fut vaincue, et l'on vit » bientôt une nombreuse réunion de jeunes Ara- » bes, avides d'une science naguère sacrilége à » leurs yeux, porter une main hardie sur la dé- » pouille mortelle de leurs compatriotes, et puiser, » dans l'étude de leur organisation, les principes » fondamentaux de la science médicale, qui man- » quèrent seuls à leurs ancêtres. L'étude de l'ana- » tomie est aujourd'hui cultivée en Égypte avec » autant de liberté qu'en Europe (1) ».

Voilà un exemple que je vous prie, Messieurs les Administrateurs, de mettre sous les yeux des sœurs de vos hospices.

4.° L'autorité légale de l'Université de France

(1) Voyez le compte rendu des travaux de l'École de Médecine d'Abou-Zabel (Égypte), et de l'examen général des élèves, etc., etc., par Clot-Bey, chevalier de la Légion-d'Honneur, docteur en médecine et chirurgie, vice-président du comité de santé, directeur de l'Ecole de Médecine à Abou-Zabel, etc.—Paris, 1833.

ne peut venir vous troubler dans tel ordre qu'il vous plaira d'adopter, pour faire profiter le public des immenses ressources qui ressortent de la richesse de vos établissemens, pour propager et perfectionner l'art de guérir dans notre ville. Observez bien que ce ne sont point des docteurs en médecine que je veux vous voir créer dans votre école, mais bien d'excellens praticiens. Les lois universitaires ont réservé ce droit seulement à trois facultés : celles de Paris, de Montpellier, de Strasbourg. Mais chaque école secondaire de médecine établie en province, est autorisée à délivrer des inscriptions qui sont également valables pour obtenir le grade de docteur, avec cette différence qu'il n'en faut que seize à l'élève qui étudie dans une Faculté, pour être autorisé à subir ses examens, et que celui qui suit une école secondaire ne peut, sans en avoir vingt-quatre, aspirer au titre de docteur. Or, nous possédons déjà à Bordeaux une école secondaire où les jeunes gens reçoivent l'instruction élémentaire des théories médicales. A côté de celle-ci, se trouvent de grands hôpitaux, où nous rencontrons les ressources les plus précieuses, les plus abondantes pour élever une école de perfectionnement de médecine et de chirurgie pratique. Qu'importe maintenant la désignation par laquelle une institution tient à l'Université, qu'elle soit école secondaire ou faculté? Commencez par faire des hommes instruits par tous les moyens qui sont à votre disposition, voilà l'essentiel, le but est rempli. Combien de pères de famille qui ne peuvent suffire aux frais que leur fils leur occasionnerait pour aller étudier quatre ans loin de ses foyers, le tiendraient volontiers pendant six ans dans votre école, sans trop augmenter leurs dépenses? Ceci s'adresse plus particulièrement aux médecins et chirurgiens de notre ville, de nos contrées, chargés de famille, et privés des faveurs de la fortune. En leur donnant leur profession, ces pères assurent à leurs enfans une existence honorable dans le monde. Voici à cet égard comment s'exprime Montesquieu; et quoique l'idée ne s'adresse qu'à l'ouvrier, le médecin peut en faire son profit.

« Un homme n'est pas pauvre parce qu'il n'a » rien, mais parce qu'il ne travaille pas. Celui » qui n'a aucun bien et qui travaille, est aussi à » son aise que celui qui a cent écus de revenus » sans travailler. Celui qui n'a rien, et qui a un » métier, n'est pas plus pauvre que celui qui a » dix arpens de terre en propre, et qui doit les » travailler pour subsister. *L'ouvrier qui a donné* » *à ses enfans son art pour héritage, leur a* » *laissé un bien qui s'est multiplié à proportion*

» *de leur nombre.* Il n'en est point de même de » celui qui a dix arpens de fonds pour vivre, et » qui les partage à ses enfans (1) ».

De plus, tous les jeunes gens qui se rendraient dans des Facultés, après avoir reçu une instruction solide au sein de nos hôpitaux, s'y présenteraient comme des sujets instruits, et reviendraient dans leurs foyers avec les connaissances propres à l'homme de mérite. Au sortir des bancs de l'école, on ne peut encore se croire un praticien consommé; ainsi le nouveau docteur aurait la faculté de se perfectionner pendant les premières années de son doctorat, en attendant d'être investi de la confiance publique.

Les localités où sont établis les hospices sont des propriétés de la ville; leur installation appartient à chaque hôpital; les deniers qui servent à leur entretien proviennent des concessions du département, de la ville, ou des revenus propres aux hôpitaux. Vous êtes les mandataires de l'humanité publique, pour régir l'action qui soutient l'existence de cet établissement de bienfaisance; vous pouvez donc procéder comme bon vous semble, comme simples particuliers, en vous conformant toutefois aux lois de l'état, qui n'arrêtent

(1) Ouvrage cité, tom. II, chap. XXIX.

nulle part, que je sache, le développement de l'économie, de l'industrie privée. Les destinées futures de la médecide à Bordeaux, sa splendeur, sa gloire, sont donc désormais placées entre vos mains.

Je suis, etc

SEPTIÈME LETTRE.

Inductions naturelles et morales des sujets traités dans les précédentes lettres.

AUX MÊMES.

Bordeaux, Mars 1834.

L'objet spécial de la médecine, Messieurs, est l'étude de l'homme en état de santé et de maladie. Le médecin doit donc étudier les modifications que chaque âge fait subir à l'organisation humaine, depuis la conception jusqu'aux termes reculés de la vieillesse, et les affections diverses que comporte chaque époque de l'existence. Au-delà de ce terme, l'homme privé du souffle divin qui l'animait, rentre sous les lois qui régissent la matière inerte : mais en sortant de ce monde, et avant d'être plongés dans le néant, ses restes mortels sont encore utiles à la science. Comme on le sait, l'anatomie nous fait acquérir la connaissance de la structure intime, de la com-

composision et du jeu des organes, connaissance indispensable au médecin, ainsi que je l'ai dit.

Lorsqu'au milieu du calme de la méditation, vous retracerez dans votre esprit le tableau de toutes les ressources qu'on rencontre au sein des hospices de Bordeaux, vous serez évidemment convaincus qu'elles sont plus que suffisantes pour atteindre au grand but, si elles viennent à recevoir une direction convenable. Il est positif qu'elles y sont nombreuses. Peut-être n'existe-t-il pas en Europe une autre ville à laquelle Bordeaux ne puisse faire envie sous ce rapport; car tous les établissemens que nous possédons sont placés dans son enceinte près les uns des autres. Dans une matinée un élève peut assister à deux ou trois visites. Certes, Paris n'offre rien de pareil, ni même aucune autre ville enseignante. Personne n'ignore la grande distance qu'il faut parcourir à Paris pour aller d'un hôpital à l'autre: or, combien la perte du temps n'enraie-t-elle pas les progrès d'un jeune homme durant le cours de ses études médicales!

Les modifications que je vous ai proposé d'introduire dans le régime médical des hospices, peuvent avoir des résultats heureux pour tout le monde. Cette pensée est si séduisante, que l'esprit se complaît dans l'espoir de la voir au plus tôt se réaliser.

En effet, Messieurs, vous ne sauriez douter

de la réussite prochaine et progressive de ce changement opéré sous de nouveaux points de vue. Le doute obstiné sur un sujet aussi évident ne saurait se soutenir.

Des adversaires intéressés ou ombrageux pourront bien venir vous dire, avec l'ironie du pyrrhonisme : Combien de temps vous faudra-t-il pour atteindre un but qui, à nos yeux, n'est qu'une utopie, au milieu des hommes et des choses où nous vivons ? On peut hardiment répondre à cette objection sans fondement : Commencez d'abord par faire subir de telles modifications au service médical de vos hospices, demeurez ensuite dans les bornes d'une *patience active*. Les grandes institutions sont filles du temps ; la *patience active* est l'esprit soutenu de la méthode. C'est ainsi qu'avec le suc extrait partiellement des grappes de raisins, on arrive à remplir cent mille tonneaux de vin; c'est ainsi qu'en ramassant le blé épi par épi, on comble des magasins qui alimentent des armées de cent mille hommes. Le génie n'est qu'une patience d'observation, selon Buffon, ou une attention intérieure, selon H. Blair. L'exécution de la méthode doit donc s'effectuer selon le mode d'une patience active et soutenue.

Habituez donc dès ce moment vos médecins et chirurgiens à recueillir, jour par jour, les fruits d'une saine observation, d'une bonne expérience ; qu'ils la consignent dans des écrits ; que l'exemple marche à côté du précepte, bientôt vous aurez fourni le recueil d'un immense et précieux répertoire pour la science, et formé des médecins instruits dont le pays profitera.

Ces modifications ayant été portées dans l'exercice de la médecine et de la chirurgie-pratique des hôpitaux, considérons d'autres résultats non moins avantageux qui en découleront en faveur du pays. Le bien a un mode de publicité qui lui est propre : incessamment tous les départemens apprendront avec grande satisfaction que les jeunes gens qu ise destinent à la médecine, peuvent trouver à Bordeaux une grande et solide instruction médicale. Les pères de famille s'en féliciteront d'autant plus, que personne n'ignore le danger que court un jeune homme dans une grande capitale, comme Paris par exemple, à l'époque où le développement et l'influence des passions sont si dangereux et si difficiles à contenir ! Ici ce danger serait moins à craindre, parce qu'on pourrait surveiller avec plus de facilité la conduite privée du jeune homme. Notre ville est attrayante par sa structure extérieure, par sa position topographique, par les ressources abondantes et excellentes qu'elle fournit à la vie animale, et par les distractions de toute espèce dont tout esprit sage peut y jouir sans s'égarer. On y compte aujourd'hui une centaine d'étudians en médecine ; je ne doute pas que sous un nouveau régime médical, introduit dans les hôpitaux, on ne puisse y compter bientôt au moins mille étudians. La dépense de chaque élève doit s'élever à mille francs environ par an. La nouvelle école appellerait donc dans notre ville la distribution d'une somme d'un million de francs, dont profiteraient toutes les industries.

Le nombre d'élèves s'étant considérablement augmenté dans nos murs, on verrait l'émulation également naître, croître, s'élever, pour s'appliquer à l'industrie de l'enseignement. Alors s'ouvriraient des cours particuliers sur les élémens de la médecine, sur les opérations chirurgicales, les accouchemens, la physique, la chimie, la pharmacie, la botanique, etc., etc., etc. L'obligation d'un travail assidu, profond, embrassant beaucoup de matières, afin d'acquérir de la renommée et mériter la confiance des élèves, donnerait naissance à des professeurs distingués ; plus tard, ceux-ci se présenteraient avec avantage dans les concours des facultés du premier ordre. Ces nouveaux moyens d'acquérir un salaire honorable ne sont point à dédaigner, et pourraient devenir d'un grand secours à de jeunes médecins, pleins de mérite, pour lesquels la confiance publique est quelquefois trop tardive. Combien cette attente, si cruelle pour une âme remplie d'amour et de zèle pour le travail, ne concourt-elle pas à opérer le découragement et à détourner l'esprit des progrès des lumières, alors que, revêtu d'un titre honorable, l'on est longtemps soumis à l'exiguïté de l'existence! Je passe sous silence une foule d'autres considérations importantes qui se rattachent au même sujet, pour laisser à votre esprit le soin de les apercevoir.

Si la forme des institutions qui régissent les peuples exerce une influence directe, considérable, sur leur esprit et sur les mœurs des nations, il est à espérer qu'une institution médicale créée sur les bases d'une justice plus rigoureuse, au sein de l'administration des hospices, devra avoir les mêmes résultats sur le corps médical de Bordeaux. Tels sont du moins les vœux les plus ardens qui s'élèvent du fond de mon âme. On trouvera sans doute quelques esprits rétifs qui voudront se soustraire à la marche naturelle des sciences à l'époque actuelle, soit par inclination, soit par spéculation; mais ces exceptions ne seront pas d'un assez grand poids, il faut l'espérer, pour enrayer l'exécution de projets si utiles.

Je ne saurais néanmoins me taire plus longtemps sur une foule d'abus qui minent la science dans ses intérêts propres, et sa considération, alors surtout que ceux qui devraient être les plus intéressés à les signaler et à les prévenir, en détournent leur attention La profession médicale perd de plus en plus son caractère de profession libérale à Bordeaux; celui qui y acquiert le plus de talens n'est pas celui, d'après les institutions et les préjugés régnans, qui a l'espérance de s'y élever le plus haut en considération. Le monopole a réuni, sous l'influence du savoir faire, toutes les faveurs de l'exercice médical sur quelques têtes, ne laissant, comme disent quelques-unes de ces notabilités, qu'une existence obscure au reste du corps médical.

Si vous commenciez, Messieurs, par faire graver au-dessus du portique des hôpitaux : *Au plus habile pour y entrer,* cet appel, fait par la justice aux ministres du sacerdoce médical, les réunirait dans le temple de la bienfaisance et de l'instruction. Le corps entier se rendrait dans cette école pour y entendre la parole du précepte, étayée du puissant ascendant de l'exemple. La morale de cette doctrine se répandrait bientôt dans les cœurs, et l'on la verrait, pour le bonheur de tous, modifier incessamment les mœurs médicales. L'émulation présentant ainsi la palme au mérite sur le seuil du portique des hôpitaux, il serait loisible à chacun de venir la briguer. Les candidats auraient du moins la certitude que leurs efforts seraient jugés avec équité, et que les médecins qui porteraient le plus loin leurs travaux, seraient les mieux récompensés. Ce mode d'élection imposerait silence aux passions rivales. Ainsi, vous parviendriez, comme je l'ai dit et prouvé, à faire surgir parmi nous des médecins à grand talent. Ceux-ci, par leurs exemples, formeraient de bons disciples, lesquels pourraient devenir de grands hommes. Hé! Messieurs, ne vous y trompez pas, les grands hommes signalent au loin un pays, et concourent à sa renommée, encore mieux que ces grands monumens muets, respectés même par le temps! Il est un orgueil de localité, dont chaque cité est fière, et dont elle fait parade au besoin. Un étranger vient-il visiter notre ville? vous lui montrez vos édifices, vos musées, vos collections, vos quais, vos promenades, votre port, votre pont, votre théâtre, etc. Mais quel est celui qui aura un cœur et un âme, et qui ne saura point dire : « Voici ces lieux, berceaux du bon Michel Montaigne et du grand Montesquieu, ces précepteurs du genre humain »! Puissions-nous un jour leur montrer, avec les mêmes sentimens, de grands maîtres en médecine, et puissions-nous bientôt dire de même : « De tels hommes manquaient à la gloire de Bordeaux »!

J'ai déposé avec confiance, Messieurs, dans le sein de la commission des hospices, le fruit de mes réflexions sur le service médical, afin qu'il vous plaise de les soumettre à l'examen de votre sagesse. Je ne peux que vous suivre de loin dans le sentier de la philantropie : j'ai rêvé dans la pensée un bien qu'il vous est réservé de réaliser. C'est ainsi que le bonheur de la société se compose du contingent des services réciproques que lui paie chacun de ses membres.

Il est dans la nature des choses humaines que les meilleures intentions soient quelquefois contestées et entravées par ces esprits qui n'aiment ni à faire, ni à laisser faire. Il pourrait arriver que quelques-uns de ces ennemis essayassent de déprécier les principes qui m'ont guidé jusqu'à ce moment dans mes travaux. J'invoque la bienveillance du public érudit contre la formation de telles menées, ourdies ordinairement dans l'ombre. Je serai toujours disposé à justifier les actes de ma carrière médicale, quand on les attaquera au grand jour.

Je trouve dans les productions d'un écrivain moderne, hardi, indépendant, éloquent, un passage qui résume toutes mes opinions exprimées dans cet ouvrage. Si j'emprunte les paroles énergiques de Paul-Louis Courrier, c'est afin de ne laisser, dans l'esprit de mes adversaires, aucune ambiguïté sur les principes de mes idées : « Laissez dire, laissez-vous blâmer, condamner, emprisonner; laissez-vous pendre; mais publiez » votre pensée, dit cet auteur. Ce n'est pas un

» droit, c'est un devoir, étroite obligation de quiconque a une pensée, de la produire et mettre au jour pour le bien commun. La vérité est toute à tous. Ce que vous connaissez utile, bon à savoir pour un chacun, vous ne pouvez le taire en conscience. Jenner, qui trouva la vaccine, eût été un franc scélérat d'en garder une heure le secret; et comme il n'y a point d'homme qui ne croie ses idées utiles, il n'y en a point qui ne soit tenu de les communiquer et les répandre par tous moyens à lui possibles. Parler est bien, écrire est mieux, imprimer est excellente chose. Une pensée, déduite en termes courts et clairs, avec preuves, documens, exemples, quand on l'imprime, c'est la meilleure action, souvent courageuse, qu'un homme puisse faire au monde; car si votre pensée est bonne, on en on en profite; mauvaise, on la corrige, et l'on en profite encore ».

J'ai l'honneur d'être, etc.

APERÇUS PHILOSOPHIQUES

SUR

LES MOEURS MÉDICALES

DE BORDEAUX.

HUITIÈME LETTRE.

Aperçus philosophiques sur les mœurs médicales de Bordeaux.

AUX MÊMES.

Bordeaux, Mars 1834.

Messieurs,

Le sujet sur lequel va maintenant reposer votre attention, est très-délicat, très-inflammable. Ma conscience m'en a déjà averti. Écrire sur les mœurs médicales, c'est, je le sens, s'exposer à mettre en émoi bien de susceptibilités. Un sujet aussi difficile réclamerait sans doute une plume plus exercée que la mienne. Toutefois, fort de la pureté de mes intentions, j'écrirai sous la dictée de ma conscience. J'aime ma profession, vers laquelle me portait, dès mes plus jeunes années, une inclination naturelle. De toutes mes forces, je défendrai ses droits, sa dignité, alors que je les verrai méconnus ou attaqués.

La profession médicale est une partie intégrante de la société organisée. Son corps est compacte, fort, intelligent, utile. Il agit avec ses vieilles traditions d'honneur et de probité. Ces qualités ont toujours distingué ses ministres. Malheureusement elle a vu arriver dans son sein des hommes qui, par des formes singulières, à défaut de talens transcendans, sont parvenus à exercer une certaine influence, à dominer assez les esprits, afin de leur faire prendre une mauvaise direction, dans l'espoir de mieux servir leurs intérêts privés. Ils ont essayé, ils n'ont pas même craint d'éconduire l'esprit général de la science du sentier qui le conduit naturellement vers son véritable but, vers le bien. Mais n'a-t-on pas vu aussi la religion chrétienne compter de mauvais ministres dans son sacerdoce? Leur égarement n'a cependant jamais terni sa splendeur ni sa gloire. De même, la médecine n'en restera pas moins et toujours une profession utile, indispensable, honorable et honorée dans la société, bien qu'elle ait eu à supporter certaines influences funestes pour lesquelles l'humanité n'a jamais été qu'un rêve. Dès-lors, cessons d'être étonnés que ces génies dangereux et malfaisans aient pu assoupir un instant l'esprit général, détourner leurs regards et leur émulation des progrès des lumières, et maintenir ainsi la profession dans un état de langueur et de gène qui a donné tant d'alarmes. L'interprétation des causes de cette existence débile n'ont point toujours été à la louange de ceux qui exercent la médecine dans nos murs. Partant, je n'ai pu entendre, sans en être douloureusement affecté, les calomnies que l'on se plaît à déverser sur elle et sur ceux qui la pratiquent. Si sa dignité est intéressée à repousser d'injustes attaques, elle ne l'est pas moins à voir proscrire une foule d'abus de pratique dont l'existence devient contre elle un texte inépuisable de critiques.

Je pris connaissance d'une lettre adressée naguère de la capitale à un médecin de notre ville. Elle contenait le passage suivant :

« La profession médicale à Bordeaux s'est présentée à mes yeux dans un état d'inanition, de » découragement. Plongée dans cette espèce de » torpeur morale, elle semble ne donner ssigne » de son existence que par les phénomènes du » mouvement. Ce ralentissement dans le jeu des » forces d'action, ce malaise dans les esprits, leur » tiédeur pour les progrès de la science, sont autant de phénomènes d'un mal dont il me serait » difficile d'assigner la cause, n'étant pas sur les » lieux. Je pense cependant que si une direction » plus philosophique venait à être donnée aux » passions, les médecins de votre ville pourraient

» atteindre de plus hautes destinées, recueillir plus » de gloire, se rendre plus utile aux progrès des » sciences, etc., etc. ».

L'accusation est grave, il faut en convenir. Le corps médical, à Bordeaux, est loin de s'être laissé entraîner dans cet état d'inanition où on le peint. Il suffit de jeter les yeux autour de nous pour demeurer convaincu qu'une plus exacte appréciation des hommes et des choses eût modifié les exagérations que l'on a portées dans ces attaques. Toutefois ces critiques, empreintes, il faut le dire, d'une injuste amertume, ne reposent-elles pas sur quelque chose de vrai? Ce mal, qui blesse tant de consciences, que signale la lettre dont j'ai transcrit un passage, n'existe-t-il pas réellement sous les dehors de fausses apparences? Je ne crains pas de me prononcer pour l'affirmative. La cause de ce mal, je le crois, réside au sein des hospices. Ainsi, c'est à tort que l'on a pris la partie pour le tout dans l'exercice médical.

La composition de la commission est formée d'élémens trop différens pour fournir une unité de pensées capable d'obvier aux inconvéniens que j'ai signalés dans la teneur de cet ouvrage. La raison serait blessée de voir un médecin présider la banque ou la chambre de commerce de Bordeaux, si un président de chambre allait prendre le commandement d'une armée, ou bien si un général allait rendre des arrêts. La pensée supérieure d'une grande administration est d'ordinaire éclairée des conseils des spécialités dans ce qui leur est relatif.

Les vices des institutions régnantes dans les hospices, ont d'abord abouti à détériorer l'émulation, loin de la favoriser. On doit déplorer que jusqu'à ce moment on se soit ainsi laissé entraîner à sacrifier les avantages qu'offrent l'admission aux emplois publics. Ces avantages doivent produire de très-grands résultats, si jamais le mérite seul parvient à les occuper après avoir été soumis à un contrôle légitime et consciencieux. J'en ai prouvé l'urgence et l'absolue nécessité.

On sait qu'il n'appartient qu'aux Facultés de Médecine de former exclusivement des docteurs; mais les hommes instruits savent aussi par expérience qu'on n'est point d'ordinaire médecin au sortir des bancs des écoles. Il y a dans l'art un degré de perfection, comme de bonté et de maturité dans la nature (1). Un grand médecin ne sort point tout fait du sein d'une Faculté, comme Minerve sortit tout armée du cerveau de Jupiter. Les travaux scolastiques apprennent à comprendre la science médicale, et à bien interpréter les phénomènes de la nature; mais on n'est admis à prou-

(1) La Bruyère, *des Ouvrages de l'Esprit.*

ver la supériorité de son intelligence, que dans l'application pratique de ses facultés à la cure des maladies. Le médecin qui a donc les occasions fréquentes et soutenues d'exercer ces mêmes facultés, doit en retirer de plus grands avantages, surtout si par la méditation il sait mettre à profit ce qui vient frapper ses sens.

Or, quelle pratique plus propre à faire ressortir les grands talens, que celle qui se trouve dans les grands hôpitaux?

Dans les villes qui possèdent de grandes Facultés de Médecine, les places de professeur excitent les ambitions, parce que ces places conduisent naturellement à la considération et à la fortune. A Bordeaux, au contraire, les ambitions se dirigent principalement du côté des emplois accordés dans les hôpitaux, parce qu'on y trouve honneur et salaire. Ainsi donc, pour être d'accord avec les lois de la justice, ces faveurs ne devraient être réservées qu'au mérite, dépouillé de l'appareil du savoir-faire et de l'appui des protections.

Celui qui embrasse la carrière médicale, recherche dans son exercice son bien-être, avec la considération publique. La fortune peut n'être produite que par une combinaison du hasard, pour enrichir un homme; la considération, au contraire, ne s'acquiert que par le mérite, et le chemin qui y conduit n'est pas toujours jonché de fleurs.

Un jeune médecin, en entrant dans le monde, y rencontre d'abord la rivalité en éveil, avec ses passions. Tant que ces passions ne s'exercent que dans de justes bornes, elles engendrent l'émulation; bientôt, devant de grands modèles, l'émulation allumera l'ambition : c'est ce qui produit les grands hommes.

La position qu'occupe le médecin dans la société, se compose de sa vie *privée* ou domestique, et de sa vie *médicale* ou publique. Sa vie privée doit être *murée*, selon l'expression ingénieuse d'une des gloires de la tribune nationale, M. Royer-Collard. La même réserve ne peut point s'exercer à l'égard des actes qui constituent sa vie médicale. Ces actes s'opèrent avec l'intention de dominer d'autres intérêts, ceux de la réputation et de la fortune. Ainsi, dans l'exercice d'un droit commun, on acquiert la faculté légitime d'examen, d'appréciation, de blâme ou d'éloge envers ses compétiteurs.

Deux voies sont ouvertes aux hommes qui se consacrent à la pratique de la profession médicale: l'une, toute de travaux et de conscience; l'autre, toute d'intrigue et de déception.

Le médecin que l'amour de sa profession et de ses devoirs conduit dans la première voie, arrive presque toujours à l'estime des hommes justes, éclairés, plus rarement à la fortune. L'étude de son art fait la principale occupation de sa vie. Occupé sans cesse de la recherche de la vérité, dans les méditations spéculatives de la science et dans ses heureuses applications à la nature malade, dès qu'il croit l'avoir trouvée, ou du moins qu'il est sur ses traces, il la proclame sans prévention comme sans faiblesse : l'égoïsme médical n'atteint jamais son âme, il le repousse avec dédain; jamais il n'arrivera à détériorer les germes des vertus, si nécessaires au médecin. Ainsi exercée, la médecine peut s'appeler la *médecine du vrai savoir.* C'est d'ordinaire celle que pratiquent tous les hommes consciencieux et probes.

Trop souvent un docteur improvisé peut, en suivant l'autre route, y trouver des succès qui ne devraient appartenir qu'au vrai mérite. Là, tout est facile. Pour atteindre le tout, il n'y a qu'à se laisser aller aux circonstances, saisir habilement toutes les occasions. Qu'il sache profiter avec adresse des avantages qu'ont créés pour lui un hasard heureux d'hérédité, une position sociale toute faite, des considérations de famille, des protecteurs actifs, des façons, des manières, un langage et un costume originaux, c'est-à-dire, qui s'éloignent du type ordinaire, etc., etc., et la crédulité publique fera le reste : ainsi on arrive à être compté parmi certaines *sommités médicales*. C'est là ce qui constitue la *médecine du savoir-faire*, que Sthal l'a si justement flétrie du nom de *pélagianisme* médical.

Ce n'est pas cependant que l'on doive interdire au médecin instruit de tirer tout le parti possible des talens qu'il doit à de longues et pénibles études. Dans le choix des moyens, se trouve seulement l'abus qu'il faut condamner.

Dans les villes où la médecine du vrai savoir domine celle du savoir-faire, l'art concourt aux progrès de la science. Si, au contraire, le savoir-faire, sans autres droits que ceux qu'il est si habile à se créer, conduit aux emplois, à la fortune, l'esprit d'émulation s'éteint, et la dignité de la profession subit bientôt une inévitable décadence.

Les assertions avouées par le médecin de Paris dont j'ai invoqué la lettre, sont-elles fondées en réalité parmi nous? Il me sera facile, je l'espère, de prouver que les choses ont été mal interprétées et les hommes mal appréciés. Le jugement qui a fourni ces données n'a point pénétré jusqu'au foyer de la vie qui se rencontre dans le corps médical. Il est possible que le principe vital soit mal réparti; il est possible encore que les forces soient engourdies, que leur inertie annonce un trouble dans l'harmonie qui doit présider au jeu normal des organes : mais sachez exciter les esprits, incessamment vous verrez les crises survenir, les réactions s'opérer du centre vers les organes et les membres les plus éloignés. Alors le corps médical se redressera, marchera, et reprendra la place qui lui est assignée.

En effet, Messieurs, il est peu de villes qui soient, comme Bordeaux, pourvues d'autant de ressources pour atteindre aux hautes destinées dans l'art de guérir, si les esprits une fois viennent à recevoir une forte impulsion et une bonne direction.

On peut dire hardiment que toutes les conditions nécessaires pour faire des hommes distingués se rencontrent parmi les médecins de notre ville. Presque tous ont reçu une éducation suffisante, le plus grand nombre ont suivi les cours des grandes Facultés, quelques-uns sont auteurs de bons ouvrages, beaucoup ont fait d'excellens mémoires, d'autres enfin ont enrichi les feuilles périodiques d'articles intéressans. Que n'eussent-ils donc pas fait, si leur émulation eût dirigé leurs travaux vers un but fixe? Sans doute ils auraient fait mieux encore. Le zèle que ne soutient point l'espérance se relâche, bientôt le découragement lui succède; on s'abandonne à l'indifférence, la confiance publique vous oublie, le bonheur d'autrui vient alors vous blesser. De cette excitation proviennent toutes les passions qui entravent le corps médical.

Aux avantages que l'on rencontre dans le personnel de la profession, joignez maintenant les ressources que vous présente l'économie médicale dans les hospices, ainsi que la direction déjà donnée aux ambitions dirigées vers les hôpitaux, et vous serez convaincus, Messieurs, que vous possédez les plus grands moyens pour donner de nouvelles destinées à la médecine locale. Il s'agit seulement de laisser au génie le soin de combiner ces divers élémens, afin de créer une institution d'instruction publique. Une nouvelle législation octroyée dans le service des hospices, pourra nous procurer toutes ces faveurs. Il importe donc que de nouveaux réglemens répondent aux besoins de l'actualité et de la cité. Une foule d'hommes instruits et modestes vivent éloignés de toutes les faveurs médicales, parce qu'ils n'ont point toute l'habileté de la médecine du savoir-faire. L'arène étant une fois ouverte, si les prétentions du mérite peuvent se montrer devant des juges naturels, alors, j'en ai la conviction, l'on verra des hommes très-distingués s'élever dans le corps médical, et venir imposer silence aux calomnies que l'on lui adresse de loin comme de près. Dans les mœurs d'une corporation savante, il y a une grande différence entre la compression et l'extinction des forces. La première annonce un état de gêne, de trouble, dans l'exercice régulier et le jeu des fonctions; l'autre constitue la mort. Que les causes qui gênent les ambitions viennent à être dissipées, incessamment vous verrez l'inanition cesser, aux phénomènes du mouvement joindre les exercices des facultés intellectuelles, et sortir ainsi de cette torpeur apparente qui en impose aux esprits prévenus et malveillans. On peut donc dire hardiment, avec La Fontaine, à la profession médicale :

Travaillez, prenez de la peine :
C'est le fonds qui manque le moins.

Je suis, etc.

NEUVIÈME LETTRE.

Modifications que les mœurs médicales pourront éprouver sous l'influence d'un nouveau système d'élection, adopté dans les hôpitaux.

AUX MÊMES.

Bordeaux, Mars 1834.

Les mœurs médicales, Messieurs, doivent être inévitablement modifiées dans Bordeaux, sous l'influence d'un nouveau système d'élection établi dans les hôpitaux; c'est du moins ce que je pense et ce que j'espère. Les preuves qui viennent appuyer cette proposition se présentent en foule : elles surgissent des considérations que je vais énoncer.

La médecine est une des grandes professions libérales. Par la raison qu'elle exige des études pénibles, prolongées, des travaux nombreux, opiniâtres, peu de jeunes gens dont la fortune est assurée, se livrent à cette carrière. Le contraire n'est qu'une exception. Cet état est donc plus particulièrement embrassé par les jeunes gens instruits qui placent les espérances de leur avenir dans les bénéfices de leurs talens.

Les passions sont à l'âme ce que le mouvement est au corps. Maintenues dans de justes bornes, elles mettent en jeu tous les ressorts de la vie, pour faire atteindre honorablement un but. Si, au contraire, des abus viennent choquer la conscience publique, exciter les esprits, léser les intérêts, ces passions, selon la trempe de certains esprits, sortent alors des limites que leur trace la modération, et finissent par prendre un caractère d'irritation ou de malveillance. Tous les hommes ne possèdent pas une assez forte dose de cette sagesse stoïque, qui les maintient dans l'équilibre et sous l'empire de la raison. D'après ce qui se passe autour de nous, on verrait bientôt que, si l'on parvenait à ne laisser exercer l'émulation que dans le domaine de la *vie médicale*, on opposerait un frein aux passions violentes qui sortent la médecine de sa marche naturelle.

Avant d'atteindre l'âge où l'homme applique son esprit aux calculs de l'intérêt, il est tenu de payer son tribut au sentiment de l'amour-propre. Cette faiblesse de la vanité règne dans la jeunesse à cette époque où un titre brillant vaut plus que tout le reste. Mais bientôt cette illusion est dissipée par de nouvelles spéculations, et l'homme de moyen âge sait apprécier la vie et en user plus convenablement.

Depuis quelque temps on a pu observer que la société s'était laissé dominer par l'amour des titres de distinction, des qualifications, des priviléges, etc. La profession médicale n'a point su échapper à cette espèce de monomanie qui a survécu au règne qui l'a produite. On n'est plus aujourd'hui le docteur un *tel*, mais bien Monsieur *tel*, médecin de *tel hôpital*, de *tel hospice*, du *Bureau de Charité*, de *Bienfaisance*, *médecin* de *tel prince*, bien que l'on réside à deux cents lieues de lui. J'ai ouï dire qu'un médecin avait pris le titre d'accoucheur d'un roi de France. Un titre qui fait tourner les têtes, c'est celui de *secrétaire-général*, soit d'une société savante, soit d'une administration quelconque.

Or, puisque l'obtention des titres spéciaux domine les esprits au temps où nous vivons, pourquoi ne pas profiter de cette exaltation et la faire tourner au bénéfice de la science? Pourquoi ne placerait-on pas cette chancellerie des brevets au milieu du domaine de la médecine du vrai savoir, afin d'obliger chaque aspirant à y pénétrer pour mieux les mériter? C'est là que l'émulation devrait aller les acquérir. Lorsque le grand Napoléon créa l'institution de la Légion d'Honneur, cette décoration ne fut décernée dans son principe qu'aux plus braves. Que d'actions d'éclat n'a pas fait faire l'ambition de porter un ruban rouge à la boutonnière? Le succès dépend de la manière de distribuer les récompenses avec opportunité et justice. Tels individus qui ont encouru le plus de blâme au milieu de nous pour avoir annihilé dans les hôpitaux l'esprit d'émulation pendant leur élévation, seraient peut-être devenus des modèles parfaits, et auraient concouru à étendre les limites de la science, s'ils eussent suivi leurs premières impulsions.

Deux jeunes médecins, au sortir des études scolastiques, entrent dans le monde avec le même savoir, les mêmes avantages personnels, les mêmes espérances. Dolius, après avoir quitté l'école, continue néanmoins à s'adonner à des travaux sérieux; il sait que plus il étendra ses connaissances, plus il deviendra utile. Damon, son camarade, s'applique, au contraire, à se parer de tous les moyens, de tous les oripeaux du savoir-faire. Dolius est oublié, méconnu dans sa vie paisible et laborieuse; Damon, l'intrigant Damon, est déjà admis aux plus grands emplois. Qu'a-t-il fait cependant pour mériter tant de faveurs? il a su plaire!.... pas seulement cela, mais il a su être protégé...... Une fois lancé, allez l'arrêter dans sa course! Bientôt, sous le prestige de ses titres, et sans jamais avoir rien fait pour se distinguer et justifier son avancement, il deviendra riche. Dès-lors il sera compté au rang de ce qu'on est convenu d'appeler dans le monde une *sommité médicale*. Damon est riche ; donc, il a été plus employé que Dolius, et il a été plus employé sans doute parce qu'il est plus savant. Ainsi raisonne le vulgaire, qui trop souvent se laisse éconduire.

Dans une ville où l'esprit de commerce domine, la considération personnelle n'est souvent qu'en raison directe du chiffre de la fortune du médecin. Cependant, Messieurs, le sacerdoce médical ne conduit pas toujours aux grandes richesses; on peut être un grand médecin ou fameux chirurgien sans être opulent. La médecine a sa part de dignité dans le monde social, comme le sacerdoce religieux et la magistrature. Un conseiller de cour royale, chez nous, siège sur les bancs du palais de la justice pendant un an, pour la somme de 4,000 fr. Quelles économies pourra-t-il faire pour devenir riche, s'il ne l'est déjà de son patrimoine ? Un prêtre vénérable ne perçoit que 900 fr. par an pour exercer des fonctions importantes, et cependant qui ose refuser une grande considération aux ministres de la justice et de l'autel ?

Les hommes qui passent leur existence à exercer des professions pénibles ont toujours pour but d'améliorer leur position future. Partant, le médecin qui, dans le cours d'une carrière fournie, soit dans le service des hôpitaux, soit dans la pratique civile, aura acquis de la fortune et une considération légitime, aura mérité, selon moi, le repos sur un siége d'honneur. Il ne peut appartenir qu'à une administration supérieure, sage, équitable, d'apprécier une telle vie exercée dans le domaine de la science du *vrai savoir*, et embellie des vertus et des qualités qui d'ordinaire l'accompagnent. Quelle différence ne doit-il pas exister entre un tel médecin et l'intrigant qui a su se parer de toutes les couleurs du savoir-faire. Pour acquérir une réputation qu'il n'exploite que dans les intérêts matériels de la vie médicale, il a su mettre tout en œuvre; souvent sa renommée est usurpée, achetée. Dans de telles conditions, on n'est plus scrupuleux sur le choix des moyens. Ainsi, dans une profession où l'on ne doit compter que d'honnêtes gens, que des hommes distingués, intègres, si des médecins venaient à déroger à la dignité de leur ministère; s'il arrivait que, pour marcher plus vîte, ils descendissent à des actes que condamne la délicatesse, et dont ils sauraient éluder le blâme à l'ombre de leurs titres; s'il arrivait enfin, ce qui n'est qu'une supposition dans mon esprit, qu'un médecin pratiquât l'usure, que tel autre transigeât avec sa conscience et ses devoirs, et qu'il sortît ainsi de l'esprit de sa profession, de tels actes, ce me semble, devraient être recueillis par qui de droit pour être mis en ligne de compte, alors qu'on viendrait aspirer aux faveurs publiques.

Nous venons de voir l'égoïsme personnel se débattre dans le domaine de la vie médicale sans autre intention que de pourvoir à ses intérêts propres. Nous allons maintenant examiner l'égoïsme collectif cherchant à exercer une puissance souveraine sur l'esprit public, afin de monopoliser la confiance; son but est de réunir sur quelques têtes seulement tous les avantages de la profession.

La confiance est un hommage public qu'on rend aux talens du médecin : elle est infiniment honorable alors qu'elle est bien méritée. On ne parvient à se l'acquérir qu'en parcourant sagement les périodes de l'âge et des études. La nature elle-même a une marche progressive dans tout ce qu'elle produit; elle n'improvise pas les êtres; ses opérations sont successives; de même elle nous montre qu'elle a donné des bornes aux fonctions individuelles. L'ambition seule peut se soustraire à ses lois quand elle veut tout embrasser.

Dans l'extension d'une vie toute consacrée au savoir-faire, le médecin doit perdre en profondeur ce qu'il acquiert en surface : l'esprit ne saurait suffire à tant de choses à la fois pour les faire parfaitement. Un service étendu dans un hôpital, une nombreuse clientelle à satisfaire, des relations multipliées à entretenir, doivent indubitablement occuper toute l'attention d'un praticien très-répandu. Cette attention devra donc être affaiblie en raison du nombre des objets qu'elle embrassera; c'est ainsi que s'engendre l'inertie de l'esprit alors qu'il ne peut plus être cultivé. Ce sentiment suscite bientôt le besoin des secours d'autrui : c'est là que l'on rencontre les premiers rudimens des coteries, de ces associations tacites dont la puissance vaporeuse, délétère, asphyxie sans pitié un talent naissant, s'il a le malheur de leur déplaire. Leurs membres viennent d'ordinaire s'y montrer tour à tour protégés et protecteurs.

Les naturalistes ont observé que les animaux voyageurs les plus faibles sont ceux qui aiment davantage à s'associer pour entreprendre leurs courses. Ils se forment, sous la loi de l'instinct, une espèce de défense mutuelle contre les événemens. Le principe de la protection mutuelle se montre encore dans la formation des sociétés parmi les hommes. Dans ce contrat social que la prudence a formé pour mieux protéger leur existence, l'âme, en pleine sécurité d'abord sur la conservation individuelle, obéit ensuite à l'empire des affections et se laisse entraîner par les penchans de la sympathie. On s'aperçoit aisément que l'on aime mieux être en rapport avec tel individu qu'avec tel autre, cela se conçoit; aussi chacun doit respecter ce droit de la vie privée. Mais lorsque l'esprit d'association, dans une corporation quelconque, aura pour but d'exercer une influence sur l'esprit public, de former le monopole du talent en faveur seulement de quelques-uns, au détriment de tous les autres, il convient d'attaquer ces principes et d'en signaler les abus. C'est mettre un frein à l'égoïsme qui envahit et détériore tout.

Mourir n'est du goût de personne; les exceptions à la loi instinctive de conservation rentrent dans la classe des maladies mentales avec terminaison funeste. Le danger alarme toujours l'esprit; on veut conjurer l'orage; on ne peut plus se contenter des lumières de son médecin ordinaire; on veut être assisté de deux, de trois, de cinq autres; c'est alors qu'un conclave médical doit prononcer ses arrêts. Le soin qu'exige le choix des médecins consultans dans l'état actuel des esprits, et l'art de procéder à la consultation, méritent quelques réflexions que vous trouverez dans les deux lettres suivantes.

J'ai l'honneur, etc.

DIXIÈME LETTRE.

Choix des Médecins pour former une consultation.

AUX MÊMES.

Bordeaux, Mars 1834.

Il est d'usage, Messieurs, que le malade ou bien sa famille se choisissent un médecin à leur gré. La désignation du second appartient au médecin de la maison. Ainsi, entre des parties intéressées se répartit, avec une égale équité, un soin imposé par la crainte pour composer un triumvirat consultatif. Le plus souvent, les médecins se réunissent au nombre de trois; mais une observation qui a déjà été faite par tous les esprits sensés, à Bordeaux, c'est de voir que ces sortes de réunions ne sont d'ordinaire réservées qu'à un très-petit nombre de médecins ou chirurgiens. Est-ce à la supériorité de leurs talens qu'ils doivent ces faveurs insignes? Telle est la question que chacun s'adresse. On cherche en vain les preuves écrites qui les justifient. Est-ce à leurs emplois et aux positions qu'ils leurs donnent qu'ils doivent attribuer ces déférences publiques? Cela peut être. Or, il n'est donc point étonnant que ces emplois leur soient tant enviés. Est-ce à l'influence insaisissable de la coterie qu'ils sont encore redevables de ces faveurs? Oui. Elle y coopère pour beaucoup. Il est fâcheux de voir des médecins qui méritent la considération et l'estime à tant de titres, profiter de toutes les menées du savoir-faire.

Le public ne se donne pas toujours la peine de penser, de réfléchir. On vit trop vîte à notre époque; les réflexions font perdre un temps précieux, on l'emploie à de meilleures choses. On prend un médecin parce qu'il en faut un, et que celui-là occupe un tel emploi; et en le voyant dans cet emploi, le médecin est jugé plus savant qu'un autre, que mille autres. Dans ce monde, les esprits ordinaires croient qu'il y a un Dieu, non pas parce qu'ils se donnent la peine de réfléchir sur les merveilles de la nature, et se persuader qu'elles ne peuvent être régies que par une intelligence supérieure; ils le croient, parce qu'on leur a montré deux morceaux de bois posés en croix, et qu'on leur a dit, en voyant cette croix, croyez qu'il y a un Dieu. On croit, et la foi sauve l'âme......, et donne de nombreuses clientelles à certains médecins......

Êtes-vous en présence d'un cas grave? voulez-vous alléger votre responsabilité? disent les initiés, doucement à l'oreille du vulgaire médical, appelez auprès de vous une *notabilité* médicale. Par exemple, tel ou tel; *il est attaché aux hôpitaux!* Examinez ensuite ce qui se passe, vous verrez que, lorsque tel ou tel aura été appelé, bientôt celui qui a conseillé le sera à son tour. Ainsi agissent ces providences des consultations. Ce commerce, comme vous le voyez, n'est pas maladroit entre les *mutuellistes.* Mais ne blesse-t-il pas toutes les convenances qu'impose le droit commun? S'il n'y avait dans les hôpitaux que des médecins élevés par ordre de mérite, assurément on n'aurait pas à déplorer de tels abus.

Un grand marchand de Bordeaux voit un de ses enfans atteint d'une maladie grave. Au milieu des alarmes, il désire que son médecin ordinaire consulte avec Mélissus, qui possède aussi sa confiance. A cette proposition, le médecin répond d'un ton mielleux, en baissant modestement le visage : Je connais bien Mélissus; c'est un médecin honorable, j'en conviens; MAIS j'aimerais mieux que vous appelassiez Atticus. C'EST un homme SAGE et PRUDENT; il est très-habile, a une fort grande pratique, etc., etc.

A quelques jours de là, Atticus se trouve à réunir une consultation auprès d'un avocat dangereusement malade. La famille propose de faire appeler Marius. Je ne m'y oppose pas, répond le médecin ordinaire. Je connais bien Marius ; il a une certaine réputation ; MAIS, tenez, mes amis, vous savez tout l'intérêt que je vous porte, je ne veux que votre bien ; à votre place, je ferai appeler Olinde ; CEST un homme réfléchi, qui a un grand nom : nous avons été élevés ensemble ; nous nous entendons fort bien. Voilà, si vous m'en croyez, l'homme qu'il vous faut. Si moi, mes enfans ou ma femme, nous étions malades, je n'en voudrais pas d'autre.

Le jeune fils d'un riche négociant, en s'amusant au collége avec un de ses condisciples, reçut un coup dans l'œil. Ce ne fut qu'un mois après l'accident, que le père s'aperçut que l'œil de son enfant était atteint de cécité. La douleur de ce père est extrême ; il a besoin de l'épancher dans le cœur de son médecin, qui est aussi son ami. Tout est mis en œuvre pour calmer ce chagrin ; on se propose de réunir une consultation pour le lendemain. Le médecin ordinaire laisse à la famille le choix des consultans. Ceux-ci sont convoqués pour neuf heures du matin ; mais à huit heures, ces médecins se réunissent auprès du malade, déclarent pouvoir se passer de leur confrère qui les fait convoquer, délibèrent entr'eux, s'emparent du malade, et le médecin ordinaire est remercié !

Madame de Sainte-Suzanne est une jeune dame

belle, jolie, spirituelle, riche, nouvellement mariée. On présume une progéniture prochaine : les accoucheurs à prétentions ont déjà mis leur armée de prôneurs en campagne pour être choisis par cette dame, espérant que sa position sociale étendra leur renommée. M. de Sainte-Suzanne a connu dans le monde le docteur Anselme, qui a su lui inspirer beaucoup de confiance par son savoir, sa bonne tenue de médecin et d'homme de bonne compagnie. Il se propose de l'appeler auprès de sa femme qui a déjà connu l'intention de son époux.

Le docteur Senexli a déjà commencé à caresser le suisse de l'hôtel. Il descend de son phaéton, s'assied dans la loge du concierge, tient une boîte d'or, offre la prise, fait le douceret avec les portiers, frappe du revers de la main familièrement la face de la vieille Marguerite, et leur promet, en se retirant, de venir les revoir.

La grossesse est constatée ; l'art obstétrique est donc indispensable. Ariste, le médecin de la maison, qui déjà a été visité tant de fois par Senexli et préparé pour accomplir ses projets, est consulté. Le choix de l'accoucheur Anselme est annoncé. Ariste l'approuve avec une politesse réservée et froide. Quelques jours après il cherche à visiter Madame de Sainte-Suzanne en l'absence de son mari, et lui persuade qu'une dame de sa qualité ne saurait faire des couches sans la présence, et par conséquent sans la *main de velours* du fameux docteur Senexli. Cette dame, qui ne sent que le bonheur d'être mère, croit tout cela; elle ne se donne pas la peine de réfléchir. C'est son docteur qui le lui dit, et un docteur n'abuse jamais de la crédulité de ses malades. Ainsi est éconduit un honnête et modeste père de famille. Ariste sait bien pourquoi, Senexli a été mis à sa place!...

Survient-il parmi nous dans la pratique civile un cas remarquable de haute chirurgie? prenez garde à vous, vulgaire médical! Si vous êtes assez audacieux de vous permettre d'entreprendre une grande opération sans vous entourer des *sommités* muettes de la science, prenez-garde, l'anathème vous sera lancé!

Un avocat fort distingué des environs de Bordeaux se rend dans cette ville pour y être traité d'une maladie très-longue et très-grave, qui exigeait une opération majeure. Il se confie à un médecin qu'il n'avait jamais vu, mais auprès duquel il avait été attiré par la renommée. Incessamment le docteur possède l'entière confiance de son malade. Le cas est grave; le médecin propose de s'étayer, dans une consultation, des lumières des hommes instruits qui l'entourent. Le malade se refuse à tout, déclarant qu'il n'a de confiance qu'au médecin qui le traite, et ne veut s'en référer qu'à lui seul. Le jour était fixé et tout était prêt pour la grande opération. Un magistrat honorable va faire une visite à un de ses collègues; il y rencontre le médecin Brutus. Le magistrat demande au docteur : Connaissez-vous le médecin Antonin? — Oui, Monsieur. Pourquoi, je vous prie, me faites-vous cette question? — C'est qu'il va pratiquer une grande opération à un Monsieur que je connais beaucoup. — Ce malade est-il votre parent, votre ami? — Oui, il est mon parent et mon ami. — *Tant pis!* répond le docteur d'un ton benin, jésuitique et doucereusement perfide. Il prend son chapeau et se retire sans proférer une syllabe de plus. La calomnie a aussi son éloquence. Le *tant pis!* du méchant docteur valait, dans son genre, presque autant que le *qu'il mourût!* de Corneille. Quel exemple de morale médicale!!!

Ce *tant pis* jeta l'épouvante dans tous les cœurs de cette honorable famille. Tout fut mis en œuvre pour arracher ce malade à son médecin, afin de le livrer à d'autres mains. Le malade montra un grand caractère, et le médecin ne fut jamais instruit de rien : c'était bien nécessaire pour le laisser agir avec toute sécurité d'esprit. L'opération se fit enfin, *prestò, citò et jucundè;* elle fut couronnée du plus brillant succès. Quelques jours suffirent pour rendre ce vieillard à la santé, et combler sa famille de bonheur. Combien de fois, depuis cette époque, le magistrat, l'avocat et ses enfans, n'ont-ils pas répété : *Tant mieux !* de n'avoir pas écouté ce misérable calomniateur !

Par combien d'exemples ne serait-il pas facile de justifier davantage les considérations que j'ai émises ! Heureusement, de tels actes ne sont les œuvres que de quelques-uns ; la masse de la profession reste étrangère à toutes ces déceptions, et marche d'un pas ferme et mesuré dans le sentier de l'honneur. Dans l'intérêt de tous, il importe que chaque réputation respective, que chaque existence trouve une sécurité et une protection dans la morale médicale. La publicité, la critique, le ridicule, même la haine, le mépris, au besoin les huées, devraient être les auxiliaires des lois pour venger la société de certains abus qui se placent en dehors des atteintes de la justice. Ceux qui, pour mieux agir à leur aise, au moyen de manœuvres illicites, pensent pouvoir impunément enrayer le développement de la confiance à l'égard d'individus qui les gênent ou leur donnent des craintes, mériteraient d'être signalés à la vindicte publique, afin qu'on pût se méfier d'eux : on s'en éloignerait comme on évite les pestiférés.

Il est de notoriété de l'expérience que sur cent malades, quatre-vingt-dix n'écoutent et ne veulent que ce qui peut convenir à leur médecin. Avec des formes restrictives comme nous les avons montrées, on prive des hommes honorables de la confiance que leur accorde le public, afin de faire intervenir à leur place des membres de certaines coteries. Cet abus se répète trop souvent, lèse les intérêts privés, et blesse les consciences. Qui peut répondre que le médecin qu'on a éloigné d'un malade ne verra pas mieux, plus juste, que ceux dont adroitement on veut s'entourer? Souvent un avis peut sauver la vie à un malade. Qui a le droit de mesurer toute la profondeur, toute la haute portée d'un jugement? pourquoi donc le refuser sous quelque motif que ce puisse être? La morale médicale le défend, et la protection que les lois civiles prêtent à toutes les existences viennent l'appuyer. L'exercice de la médecine est un droit exclusif, dévolu dans la société à certains hommes qui ont acquis la qualité légale de le pratiquer; mais ce droit est commun à tous ceux qui ont obtenu le grade de docteur dans une Faculté de Médecine du royaume. Du moment qu'un malade dit à son médecin ordinaire : Je veux être consulté par tel autre médecin conjointement avec vous, celui-ci n'a aucun droit de le refuser, à moins qu'il n'ait affaire avec ces sortes de saltimbanques *diplomés* qui vont de ville en ville exploiter la crédulité populaire, et dont la société a à déplorer les manœuvres, bien que la conscience publique les repousse. L'esprit de la médecine rend en droit deux médecins égaux devant une maladie, comme la Charte rend tous les citoyens égaux devant la loi. Il ne s'agit point de dire : Ce médecin me déplaît, je ne veux pas me rencontrer avec lui. Ces considérations sont nulles et ne peuvent se soutenir auprès de celles qu'imposent l'humanité devant un malade, sa volonté, ses penchans et la morale médicale. S'il n'en était pas ainsi, il suffirait à quelques hommes dans une ville de s'emparer, par des moyens quelconques, de toute la confiance publique, de ne vouloir ensuite se rencontrer qu'entre eux pour reléguer tout le reste de la profession à l'hôpital de mendicité.

La loi donne un caractère indélébile au médecin : nul n'a le droit de l'en priver. De même un maréchal, un général, un colonel, ne peuvent point de leur chef casser un officier, s'il a le malheur de leur déplaire. Un archevêque ne peut point enlever tous les ordres à un prêtre, bien que ce prêtre ait pu encourir les disgrâces de Monseigneur; les conseillers des cours royales, les magistrats attachés aux parquets ne sont point exposés à la merci et aux caprices d'un premier président, et tout cela parce que les lois ont voulu sagement protéger toutes les existences. Ainsi donc, au milieu d'une nation qui marche sous la bannière des lois, qui accordent leur protection aux individus, pourrait-il être permis à quelques égoïstes jouissant d'une renommée qu'ils ne doivent quelquefois qu'au négligé de leur costume ou à la trivialité de leur langage, aux jongleries, aux tartufferies, etc., etc., etc., pourrait-il être permis, dis-je, de se jouer de la considération et de la vie d'un médecin que la loi a placé à leur niveau, en refusant à leur gré son assistance dans l'exercice d'un droit commun? Cela ne peut et ne doit être toléré. Et s'il se rencontrait un homme d'une tête ferme, ardente, secondé d'un bras nerveux et vigoureux, qui, contre toutes les bienséances, voudrait asséner une forte correction au coin d'une rue aux dispensateurs de ces faveurs privées, de tels procédés ne manqueraient pas sans doute de faire crier au secours, d'invoquer l'assistance des sergens de ville, afin de laisser chacun d'eux jouir tranquillement d'un droit assuré à tous les citoyens. Mais il est un autre droit au-dessus de la liberté, c'est la loi que nous dicte l'instinct de conservation. Or, quand on prive un homme de ses moyens d'exister, on tend directement à le perdre. N'est-ce pas là un attentat moral? Dans les deux cas, l'intention de nuire est la même; seulement les moyens d'y arriver sont diférens.

Les zizanies de la société, les antipathies personnelles, les propos du monde, les bouderies de famille, etc., etc., etc., ne sauraient donc empêcher deux médecins de se trouver en présence auprès d'un malade, quand ils y sont appelés pour remplir leur ministère. La société serait à feu et à sang, si la raison n'imposait sa médiation entre les esprits qui ne peuvent point partager les mêmes opinions, et établir des relations suivies et de bonne intelligence. Les Chambres de la représentation nationale offrent quelquefois tout ce que les passions expriment de véhément; les membres du côté droit cependant ne refusent pas de se trouver en présence avec ceux du côté gauche, quand ils sont appelés par leurs missions à discuter les intérêts de la nation. Les ministres répondent du haut de la tribune, ainsi que tous les orateurs, aux interpellations d'hommes qui ne sont pas toujours leurs amis particuliers. Mais ces considérations ne sauraient faire oublier les formes oratoires et les convenances que les gens bien élevés se doivent réciproquement dans le commerce de la vie. Rentré dans les habitudes de la vie privée que chacun évite, qui lui déplaît, c'est un droit que personne n'a celui de blâmer, c'est un droit de la vie privée. Mais toutes les fois qu'une action d'un individu est déterminée dans l'intention de nuire à quelqu'un, cette action est condamnable. Enfin, toutes les corporations organisées ne présentent-elles pas tous les jours une foule d'exemples qui militent en faveur de cette doctrine : « *Pensez » comme il vous plaira, mais respectez les » droits de tous ?* »

Dans la nouvelle législation, dont on flatte depuis si long-temps la médecine, il convient que les hommes puissans dans la profession appellent de toutes leurs forces l'attention des médecins légistes sur l'inviolabilité des droits du médecin. Chacun doit les respecter à l'égard d'autrui dans la pratique journalière.

Je prévois déjà l'objection que l'on pourra porter à cette doctrine, dictée par la justice : Dans l'état de liberté et d'indépendance où le médecin est placé, aucune puissance humaine ne peut imposer des lois à sa conscience. Or, s'il ne veut pas, s'il ne lui convient pas de se rencontrer avec tel autre médecin dans l'exercice de son art, il en est libre ; personne ne peut le forcer à s'éclairer des lumières d'un confrère, dans les connaissances duquel il n'a aucune confiance. Je réponds à cette argumentation que le médecin, comme les autres citoyens appartenant aux professions libérales, vit dans un état absolu de liberté et d'indépendance, quant à la manière de concevoir et d'exprimer ses idées, ses opinions ; mais appelé dans le domaine de la vie médicale ou publique, il ne peut en être ainsi; il ne peut point lui être permis d'y vivre dans un état absolu d'indépendance, selon ses caprices, de secouer le joug des lois qui accordent une égale protection à toutes les industries, et assurent la libre jouissance de la propriété à tous les citoyens. Eh! quelle plus belle propriété que celle du talent! Pourquoi donc pourrait-on tolérer chez un médecin de léser ainsi à son gré les obligations que lui impose le respect du droit commun, lorsque lui-même a besoin que l'on le protège à tout moment contre la violation des droits communs? En sortant de chez lui pour aller chez un de ses malades, il va rencontrer un de ces hommes hauts de taille, forts, robustes, qui lui barre la rue, et lui dit : Alte-là, docteur; on ne passe pas plus loin. Mais la voie publique appartient à tout le monde, répond le docteur, étonné. On ne passe pas, vous dis-je, riposte le plus fort. Si vous avancez, je vous assomme, parce que je suis plus robuste que vous, et je vous efface de ce monde, parce que vous me déplaisez, et que je ne veux pas me rencontrer avec vous. Voilà ma raison; selon moi, elle est la meilleure; je n'en ai pas d'autre.

Est-ce qu'en pareil cas le médecin ne demandera pas main-forte à l'autorité contre l'action d'un pareil fou, qui veut l'empêcher de jouir d'un droit accordé à tous, celui de passer dans une rue?

Si un de vos voisins s'avisait de vous claquemurer dans votre maison, qu'il vous privât ainsi du renouvellement de l'air atmosphérique, de la lumière du jour, élémens si nécessaires à la vie, vous vous récrieriez avec l'expression d'une âme courroucée : Vous n'avez pas ce droit ; la lumière du jour appartient à tout le monde, tout le monde a le droit de respirer, de humer l'air atmosphérique. Pourquoi voulez-vous nous en priver ? Il est donc naturel de demander pourquoi certains sectateurs appelés en consultation ne veulent s'y trouver qu'avec tels ou tels de leurs camarades. Est-ce pour abuser d'une position avantageuse que souvent ils ne doivent qu'au hasard ? Est-ce pour monopoliser la confiance publique au détriment de tous ? Est-ce enfin pour obtenir le silence que condamnerait la morale médicale dans certains cas, où des hommes de haute faveur ont gravement péché contre les règles d'une saine doctrine ? Tous ces motifs ne sauraient justifier une insulte faite à la considération personnelle d'un médecin, une atteinte portée à sa réputation et un dommage formé contre ses intérêts privés. Au temps de douloureuse mémoire, où les Français vivaient sous le glaive, de tels abus auraient pu être tolérés ; mais à une époque dans laquelle les progrès de la civilisation ont rendu les hommes égaux en droits civils, tous les citoyens doivent profiter de cette immense conquête : c'est là que les lois humaines qui cherchent à niveler les droits généraux, ont posé leurs bornes. Il n'appartient maintenant qu'à la nature de se montrer inégale dans les dons qu'elle dispense; faut-il encore que ceux qu'elle gratifie de ses dons n'en abusent pas pour nuire aux intérêts d'autrui.

Cette doctrine, dont je ne fais que soulever la question, pourra recevoir un plus grand développement sous la plume d'un plus beau talent, qui voudra bien la traiter dans les attributions spéciales d'une jurisprudence médicale.

Les aperçus que je viens d'exposer relatifs aux droits naturels des médecins dans les consultations, s'appliquent également à la pratique de l'art de guérir dans toute son extension. En toutes les occasions de la vie médicale, on se doit un respect réciproque des droits que la confiance publique accorde, et que déjà l'on possède.

La profession médicale est sans guide et sans appui dans l'État. Tout le monde a recours à elle, et personne ne la protège. Toutes ses lois sont tombées en désuétude. Chacun procède comme il l'entend, prenant ses intérêts pour unique règle. Il n'est donc pas étonnant que nous voyions survenir tant d'injustices, de passe-droits, surgir tant de passions dans cet art dans lequel on devrait ne rencontrer qu'égards et politesse. Je fais des vœux pour qu'il s'opère des changemens qui lui deviennent salutaires ; et au milieu des vices qui ont envahi sa pratique, je me sens le courage d'écrire sous l'inspiration de cette maxime de La Bruyère : « Comme les hommes ne se dégoûtent » point du vice, il ne faut pas aussi se lasser de » le leur reprocher : ils seraient peut-être pires, » s'ils venaient à manquer de censeurs ou de cri» tiques; c'est ce qui fait que l'on prêche et que » l'on écrit (1) ».

Je suis, etc.

---

(1) Préf. de ses Œuvres.

ONZIÈME LETTRE.

Consultation (1).

AUX MÊMES.

Bordeaux, Mars 1834.

La modestie, Messieurs, est de toutes les professions; elle est le partage ordinaire des plus grands talens. Le médecin pratique cette vertu quand il mesure l'importance de son ministère avec la faiblesse humaine. Il n'est donc pas étonnant qu'il s'entoure quelquefois des lumières de ses confrères dans les cas difficiles, alors que le flambeau de l'expérience la mieux établie cesse de jeter sur ses pas une clarté salutaire. L'intérêt des malades qui se confient au médecin, la sécurité de sa conscience, lui prescrivent alors de s'appuyer de

(1) Il faut distinguer ici la consultation ou le mémoire par écrit, de la consultation dont il va être question, que l'on donne à jour et à heure fixes, dans laquelle on n'énonce son opinion que verbalement.

conseils, très-souvent fort utiles, quelquefois superflus.

Le but de la consultation comprend l'intérêt spécial du malade, la cure de ses maux; elle porte la sécurité dans les familles, et en troisième lieu, elle allège la responsabilité morale des médecins. On procède à la consultation par la convocation de trois, cinq, sept docteurs, toujours en nombre impair. Le médecin ordinaire du malade expose verbalement aux assistans l'histoire de tout ce qui se rattache à la maladie qui fait le sujet de la réunion. On visite après le malade; chacun l'examine et l'interroge comme il le jugeà propos; on entre ensuite en discussion, en délibération à huis clos. Le plus jeune des consultans expose le premier son opinion, donne ses moyens; le plus âgé parle le dernier, de droit il est président de la consultation. C'est lui qui est chargé de faire connaître au malade le résumé de la délibération.

Il suffit d'avoir assisté quelquefois à ces sortes de réunions, pour s'être convaincu du calme qu'elles apportent dans l'esprit des malades et des familles alarmées; et bien que souvent on n'ait qu'à approuver les vues et la conduite du médecin ordinaire, les consciences semblent être soulagées, quelle que soit du reste l'issue de la maladie, alors qu'elles peuvent dire : Nous avons fait une consultation.

En Angleterre, lorsque des médecins se réunissent pour statuer sur une maladie, les consultans écrivent chacun en particulier leur opinion, sur la demande d'un d'entr'eux ou de la famille du malade. Ainsi, chacun indique par écrit les moyens qu'il croit les plus convenables. Ces petits mémoires sont laissés en dépôt aux familles : là, le médecin ordinaire trouve les secours dont il peut avoir besoin. Ce moyen est fort sage ; il conserve les bonnes choses qui ont été inspirées par les circonstances de la maladie, et celles que la discussion a soulevées. Confiées à la mémoire, ces choses le plus souvent s'effacent. Cette précaution sert à mettre un frein à la mauvaise foi, quand on ose nier ce qu'on a déjà avancé, comme cela s'est vu et se voit trop souvent; elle met des bornes aux prétentions de ceux qui rapportent tout l'honneur d'une belle cure à des avis que souvent ils n'ont point donnés.

Des hommes fort respectables d'ailleurs, qui ont blanchi dans la pratique médicale, viennent souvent vous dire sans autre raisonnement dans une consultation : *J'ai vu, j'ai fait*, etc. Par déférence, on est tenu d'avoir l'air de les croire. L'assurance avec laquelle on prononce quelquefois un langage aphoristique peut influer beaucoup sur les opinions, et partant les délibérations. Et si leur expérience était trompeuse, combien ne devrait-on pas mettre de réserve à l'accueillir, afin de prévenir ses conséquences funestes. On peut mieux rectifier ses idées et ses opinions alors que l'on est appelé à les écrire.

Vos occupations habituelles ne vous portent guère, Messieurs les Administrateurs, à lire des ouvrages de médecine. Aussi je vous demande la permission de mettre sous vos yeux l'opinion d'un auteur célèbre, sur la réserve que l'on doit porter dans la confiance aux observations de certains médecins. Quelques lecteurs de cet ouvrage pourront peut-être me savoir gré de leur remémorer un passage qu'ils peuvent avoir perdu de vue. On lit dans les œuvres de Bordeu, *Recherches sur les crises*, l'article suivant (1) :

« Il serait bon qu'on exigeât des preuves d'ob-
» servation, et que chaque observateur eût ses
» journaux à pouvoir communiquer à tout le
» monde. Ces sortes de précautions sont néces-
» saires, parce qu'on se trompe souvent soi-
» même ; on adopte une opinion quelquefois par
» hasard ; on se rappelle vaguement tout ce qu'on
» a vu de favorable à cette opinion ; mais pour le
» reste, on l'oublie insensiblement. L'observateur
» ou celui qui pourrait fournir des observations bien
» faites, ne serait point, à ce compte, celui qui

(1) Œuvres complètes, tom. I, pag. 251, art. CXI.

» se contenterait de dire, *j'ai vu, j'ai fait, j'ai* » *observé;* formules avilies aujourd'hui par le » grand nombre d'*aveugles de naissance* qui les » emploient. Il faudrait que l'observateur pût prou- » ver ce qu'il avance par des pièces justificatives, » et qu'il démontrât qu'il a vu et su voir en tel » temps; ce serait le seul moyen de convaincre » les pyrrhoniens, qui n'ont que trop le droit de » vous dire, *où avez-vous vu? comment avez-* » *vous vu?* et qui plus est encore, *de quel droit* » *avez-vous vu? de quel droit croyez-vous* » *avoir vu? qui vous a dit que vous avez vu?* »

Ecouter l'histoire d'une maladie, questionner le patient, et venir ensuite improviser un discours, dans lequel on aura à exprimer toutes les impressions qui nous ont affectés, est, selon moi, chose fort difficile. Je sais cependant qu'il y a des faiseurs de consultations de profession qui bâclent, disent-ils, une consultation le plus facilement du monde. Je le crois bien : jamais leur mémoire ne les laisse en défaut. Mais est-ce bien là faire de la médecine-pratique?

Bien que leur attitude en débutant, et les précautions oratoires qu'ils ne manquent jamais de prendre, semblent présager une longue discussion, vous les voyez le plus souvent répéter les mêmes idées sous des formes différentes. Je connais quelques hommes qui ont assez de facilité dans l'exposition, de flexibilité dans la pensée, pour communiquer ce qu'ils éprouvent actuellement, et se rendre clairs à ceux qui les écoutent; mais ce sont des exceptions à la règle générale. Dans une consultation, il ne suffit pas d'être celui qui parle le plus long-temps, avec le plus d'assurance et le plus haut, pour être considéré comme le médecin le plus clairvoyant, le plus sagace, le plus ingénieux : il faut posséder les qualités éminentes du médecin; et, qu'on ne se laisse pas abuser, ces qualités se décèlent bien davantage dans ses écrits que dans ses discours. Lorsqu'on parle devant des témoins capables de nous juger, on est bien moins occupé de ce qu'on doit dire que de la manière de le dire. Cette préoccupation ne peut que nuire au jugement que l'on doit exercer sur la maladie, l'appréciation de ses symptômes, le traitement, etc. En écrivant au contraire son opinion, on recueille tranquillement ses pensées, on consulte consciencieusement chaque sensation qu'on éprouve, on analyse la valeur de chaque phénomène, en un mot on se rend un compte plus exact de l'impression qu'aura produite la maladie sur nos sens, de l'état actuel du malade, de l'exploration approfondie de tous ses organes.

Le regard scrutateur du médecin qui observe ne s'exerce pas de la même façon que celui du médecin discoureur. Pendant que ce dernier prépare dans sa mémoire le cadre de son discours, qu'il interroge ses souvenirs sur ce que tels ou tels auteurs auront dit, le vrai médecin sent *in petto* tout ce qu'expriment un facies hippocratique, l'état de la langue, celui de la peau, le décubitus, la nature des excrétions, et, par une opération mentale très-prompte, il met ces considérations en regard du moral du malade, de son idiosincrasie, de l'influence des saisons, des maladies régnantes, etc., etc., pour en déduire ensuite des conséquences qui motivent ses déterminations.

Il est des esprits capables de percevoir toutes ces données et de les combiner dans leur cerveau, tout cela en quelques instans, et cependant ils ne sauraient exprimer par la parole leurs idées avec une clarté égale à la promptitude avec laquelle il les ont conçues.

Le public est quelquefois assez injuste pour mettre sur le compte de l'incurie ou de l'impéritie des hommes de l'art, ce qui n'est que le résultat de la gravité des maladies ou de la mauvaise organisation des sujets qu'ils ont à traiter. L'assistance de leurs confrères devient donc pour eux un rempart contre ces injustes attaques. Le vieil adage, *six yeux y voient mieux que deux*, existe à Bordeaux comme ailleurs. Et combien cette garantie qu'ils trouvent dans des opinions verbalement exprimées, serait plus sûre si ces opinions restaient écrites !

Il n'est aucun de vous, Messieurs, qui n'ait entendu répéter sans doute des reproches, car ils se reproduisent assez souvent, sur le peu d'empressement du médecin Dorante, sur l'inexactitude de Clitandre, enfin sur l'abandon que font quelques médecins de leurs malades. Deux considérations se présentent pour expliquer le degré de vraisemblance qui se trouve dans ces plaintes : l'une regarde le médecin, l'autre le public.

Avez-vous un médecin très-répandu ? sa négligence devient pour lui le texte de mille éloges. Lui adressez-vous des reproches quand il vous aborde après un long abandon ? il vous répond d'un air accablé : Puis-je être partout ? on me demande de toutes parts ; je ne peux pas me diviser en quatre, il faut que quelques-uns m'attendent pour que je puisse donner à chacun son tour. A cela, vous n'avez rien à répondre, parce que cette déclaration flatte votre vanité. Vous êtes soigné par un médecin qui vous abandonne, *mais* que tout le monde recherche. Il faut souffrir patiemment son mal plutôt que de recevoir des soins assidus d'un médecin moins occupé. Ainsi le veut le préjugé.

Le second point, qui justifie si souvent la prétendue apathie de la médecine, c'est l'ingratitude de certains malades à l'égard des hommes qui leur prodiguent souvent et long-temps leurs soins, leurs peines et leur temps, pour ne recevoir quelquefois de salaire d'aucun genre, pas même le moindre signe de la mémoire du cœur. En général, les médecins peuvent déposer contre ce vice du cœur humain.

Veuillez agréer, etc.

DOUZIÈME LETTRE.

Différence de position sociale entre les médecins. — Causes de cette différence. — Associations scientifiques et littéraires. — Dernier période de la vie médicale.

AUX MÊMES.

Bordeaux, Mars 1834.

LA manière empressée, Messieurs, avec laquelle on se précipite sur les emplois des hôpitaux, a déjà montré le prix qu'on y attachait. Ces places accordées jusqu'à ce jour sans justification de titres valables pour la plupart, ont apporté dans le résultat matériel de la profession médicale des différences fort grandes. L'observateur ne peut point s'empêcher de les constater. De l'inégalité de la fortune acquise, de la position sociale que celle-ci donne, de la considération relative qui l'accompagne, on voit s'élever les élémens des dissensions intestines qui agitent ce corps savant.

Ainsi se justifie l'adage vulgaire : *Les médecins se font la guerre.*

Quelques praticiens se partagent tous les bénéfices, tous les avantages, tous les honneurs de la profession, tandis que beaucoup de membres sont condamnés à un sort moins heureux. C'est ce qui a fait dire qu'à Bordeaux un médecin est destiné à périr de faim ou de fatigue.

Cette proposition n'est point fondée en fait. Il existe dans la pratique, entre les médecins délaissés et les médecins trop occupés, une classe de praticiens vraiment utiles à la société. Celle-là marche, rend des services sans bruit, n'embrasse pas au-delà de ce qu'elle peut faire, est heureuse de ses modestes revenus dans sa modeste existence; elle n'a rien de commun avec ces ambitieux insatiables, pour qui bientôt l'univers n'aura pas de bornes. La manière un peu négligée avec laquelle ces derniers remplissent souvent leurs obligations auprès des malades, justifie assez ce qu'un homme célèbre a dit : *L'esprit ne court pas si vîte que le corps.*

Si l'on veut connaître la raison pour laquelle le docteur Eutyme est si employé dans le public, comment il est arrivé si promptement à ramasser de grands biens; si l'on est curieux de savoir pourquoi Alcion a marché si vîte à la fortune, vous apprenez bientôt que ces médecins ne doivent leur renommée qu'aux positions que leur ont données leurs emplois, dont leur savoir-faire a su tirer un si grand avantage. Si vous cherchez ensuite les travaux de ces sommités médicales, vous apprenez que leur plume est restée toujours vierge. L'un a succédé à un vieux praticien, et l'autre a acquis ses places et sa clientelle.

Si jamais nous avons le bonheur de voir l'institution d'un jury médical, destiné à contrôler le mérite avant l'occupation des emplois publics, on sera sans doute délivré de ces marchés de places, scandale qui blesse tant la raison et la morale médicale. L'acquisition du talent n'a point été encore stipulée par-devant notaire; l'expérience qui commence ne saurait remplacer l'expérience qui finit. Ces spéculations du savoir-faire ne servent qu'à donner une considération conventionnelle aussi dangereuse pour le public qu'elle est honteuse pour celui qui a osé acheter avec de l'or ce qui ne peut appartenir qu'au mérite.

Il y a dans l'état de société des lois de convention que les individus s'imposent les uns à l'égard des autres. Les égards, les bienséances, les bons procédés sont les monnaies dont se paient entr'eux, dans la vie de relation, tous les hommes qui ont les notions du savoir vivre. Mais la nature a des lois plus impérieuses, aucune puissance souveraine ne saurait les abroger.

Le médecin se marie ; il obéit ainsi aux décrets de la Providence, qu'il est quelquefois si téméraire, si imprudent de vouloir intervertir. En étudiant l'organisation humaine, il apprend aussi à connaître les lois admirables qui régissent la matière, et le but marqué par le Créateur à l'exercice des fonctions vitales et animales. Le philosophe s'humilie devant ses lois divines, les respecte et les suit par instinct et par raison.

Arrivé au moyen terme de la vie et de la carrière médicale, le médecin recueille ses pensées. Chargé d'une famille et de toutes les obligations qu'elle impose, il ose analyser le passé, peser le présent, interpréter l'avenir. L'éducation d'une famille à former, des établissemens à projeter, concourront à lui donner ensuite des sollicitudes. Enfin, il rêve ce que tout homme doit désirer après avoir fourni une longue carrière consacrée au travail, l'assurance d'une retraite pour y jouir du calme et du repos si nécessaire à la vieillesse.

Si maintenant il s'aperçoit que sa fidélité aux principes qu'impose la science du vrai savoir, lui a fait perdre l'espérance d'un avenir plus heureux; s'il voit évidemment que des confrères qui se seront parés de tous les oripeaux du savoir-faire, ont avancé à pas de géant, se sont emparés des emplois publics, des plus riches clientelles, ont acquis de grands moyens pour élever leur famille, pourvu aux établissemens de leurs enfans, et se sont assurés pour eux-mêmes le repos de l'âge avancé, sera-t-il étonnant que le ferment des passions vienne se glisser dans son âme en présence de telles injustices, de telles faveurs arbitraires? Je le demande à tout esprit juste, équitable, ces considérations ne suffisent-elles pas pour ébranler dans ses fondemens une sagesse stoïque? Qu'on juge donc de toute leur influence sur les esprits dans un pays où les conceptions sont si promptes, les têtes si vives, les passions facilement excitables.

En effet, Messieurs, dans une profession scientifique, il ne faudrait pas que l'on pût reprocher à sa personne qu'on n'a dû quelquefois son élévation, son avancement, sa fortune, qu'à la protection de tel parent, de tel ami, ou bien qu'on n'est parvenu à se faire remarquer que par des manières singulières. Aussi long-temps que l'on voudra devenir supérieur parmi ses égaux sans produire quelque œuvre qui vienne justifier ces prétentions, on aura à supporter le déchaînement de toutes les passions, de la rivalité, de la jalousie.

Les considérations que je viens de vous soumettre ne viennent-elles pas corroborer les raisons que j'ai déjà exposées de l'importance de la création d'un jury médical dans les hospices? Le mérite recevant ainsi des juges naturels, il serait permis à tout médecin ou chirurgien qui chercherait à s'élever au-dessus des autres, d'arriver à cette distinction par de grands travaux : on verrait alors le vrai savoir dominer les menées du savoir-faire. Il n'existerait plus de moyens de justifier sa critique, sa médisance, son exaspération, qui ne sont souvent qu'un prétexte pour éluder tout examen. Les faveurs publiques ayant une fois ouvert les portes à l'émulation, on n'aurait de reproches à faire qu'à soi-même si l'on n'y arrivait pas. Cela suffirait pour calmer toutes les imaginations. Ainsi on arrêterait cette source intarissable d'animosités ; ainsi pourraient s'améliorer et se modifier les mœurs médicales ; ainsi on ferait cesser cette guerre qu'on dit que les médecins se font entr'eux ; guerre, du reste, qui d'ordinaire ne dépasse pas les limites des dits et redites des salons.

Au milieu de ces observations si pénibles à consigner, je suis heureux de pouvoir vous signaler l'obligeance mutuelle des médecins à l'égard les uns des autres. Deux confrères vivent dans leurs habitudes, éloignés l'un de l'autre pour cause de rupture dans leurs relations. Qu'un des deux vienne à avoir besoin des secours de l'autre, vous ne verrez jamais d'empressement plus zélé. Ce trait honore infiniment le caractère du médecin à Bordeaux.

On sait que quelques moyens que l'on prenne, on ne parviendra jamais à niveler les intelligences ni à borner les faveurs publiques. On observera donc toujours une grande différence entre les hommes de la même profession. C'est une vérité incontestable; mais c'est précisément cette différence du degré des facultés que la nature dispense, qu'il faut prendre pour base de nouvelles institutions à établir ; car celui qui a reçu les dons les plus étendus, les plus précieux, devra être le plus favorisé par vos réglemens pour se mettre à même de les développer, et de les développer, non point selon l'esprit de l'égoïsme, mais bien dans l'intérêt général. Celui-là, aux yeux de tous, méritera légitimement fortune, honneurs, considération; et comme il connaîtra le prix du talent, il saura l'honorer, le respecter et le seconder partout où il le trouvera.

Si on poursuit l'examen de la vie médicale de l'homme ambitieux qui exerce l'art du savoir-faire dans toute sa plénitude, vous le verrez, Messieurs, rechercher les associations scientifiques avec le même esprit qu'il a mis à capter une nombreuse clientelle. Ce n'est pas assez d'avoir acquis une position qui l'a placé en évidence et l'a conduit à la fortune ; il lui faut maintenant conquérir les hochets de la vanité. C'est une recommandaion de plus aux yeux des gens du monde de devenir membre d'une société scientifique : il la lui faut, il l'obtient, malgré ou bon gré.

Transportez-vous au sein d'une de ces sociétés, ayez à faire en particulier à chacun des membres qui la composent, en général vous ne rencontrerez que des hommes instruits, dont le commerce aura pour vous des charmes. Mais examinez ensuite l'ensemble de la société composée par ces mêmes membres dont chacun vous a donné une bonne opinion de lui, analysez l'esprit qui la domine, l'ambition qui la fait mouvoir, les travaux qu'elle produit, vous resterez dans la plus grande surprise, et vous vous demanderez comment avec de pareilles ressources elle n'étend pas plus loin ses services.

La solution du problème est facile à trouver dans les mœurs mêmes de ces assemblées savantes, c'est que l'égoïsme personnel vient d'ordinaire y prendre la place de l'amour de la science. On est membre de cette société, c'est un grand pas de fait; mais ce n'est pas tout, il faut maintenant devenir un de ses officiers; ce titre fait désigner un médecin de plus loin. Dès-lors on se met à se montrer bienveillant avec tout le monde. On fait sa coterie, on exalte, on anime les faiseurs de réputations, et l'on est nommé; et tout cela sans avoir produit quelque œuvre d'importance dont la science et la société puissent s'honorer, et qui mérite justement à son auteur d'être le *primus inter pares*.

Le lendemain de la nomination, une carte de visite élégamment imprimée annonce à toute la parenté, à tous les amis, aux autorités, enfin à toute la ville, que l'on est ou *président*, ou *secrétaire-général*, ou *officier* de ladite société. Quel triomphe pour la vanité! Chacun rend sa visite pour féliciter le nouvel élu, et en se retirant, plusieurs répètent: Dieux! quel beau talent! comme il fait son chemin! quel dommage si la cité perdait un tel sujet! Des hommes comme lui sont bien rares!

Et si un esprit plus exigeant s'avise de porter ses regards au-delà de cette superficie, de pénétrer plus avant que cet épiderme où s'arrêtent les regards du vulgaire; s'il veut analyser les volumes qu'a produits cette association scientifique, il cherche en vain en quoi consistent les services que telle ou telle société a rendus à la science qui sert de prétexte à ces associations. Sont-elles parvenues à éclairer ou à résoudre les hautes questions restées en litige? ont-elles jeté quelque jour sur les points les plus ténébreux de la pratique? ont-elles fait reculer les bornes de la science? enfin quelles sont les découvertes utiles décorées de leurs noms dont elles ont doté le monde savant et dont la cité puisse tirer vanité? etc., etc.

Dans ces compagnies où la science est un prétexte, un délassement, les membres sont tous gens de bonne société; ils se réunissent gaîment, ils vivent bien ensemble, ils se touchent avec cordialité la main sans quelquefois s'aimer davantage, et se donnent de l'encens réciproquement. Cependant ils ne peuvent éviter de retomber sans cesse dans les vices qui semblent leur faire horreur, l'égoïsme personnel et collectif. Le but de ce protée est toujours le même, c'est de montrer au public un individu par tous les moyens qu'offre la vie du savoir-faire. Les mœurs des associations finissent tôt ou tard par amener ce résultat.

Dans toutes les sociétés, il y a toujours un peuple, un parterre, composés d'esprits froids, tranquilles. Les plus habiles qui viennent y jouer leur rôle savent adroitement en profiter. Ceux-ci débutent presque toujours par crier bien haut, bien fort, à tue-tête contre les abus, et finissent ensuite par moduler leurs voix pour dire au parterre ébloui : *J'ai vu, j'ai fait* ce que vous n'avez jamais vu, ce que vous n'êtes pas capable de faire. Admirez-moi. Et ce public, obligé de penser, de battre des mains comme on le lui indique, fait aujourd'hui un grand homme de celui qui demain ne sera à ses yeux qu'un talent ordinaire. Ces faveurs éphémères font que l'on se hâte de profiter de son règne pour devenir plus tard, si l'occasion l'exige, le contempteur de collègues qui ont servi de marche-pied pour s'élever.

Ce que je viens de vous rapporter est, je crois, à peu près ce qui se passe, en général, dans les sociétés. Vous rechercherez, sans doute, maintenant pourquoi ces associations ne produisent point des œuvres qui restent à côté des monumens dans les villes, comme les mémoires de l'Académie royale de Médecine et ceux de l'Académie royale de Chirurgie, les grands ouvrages des anciennes associations religieuses. Une question se présente naturellement, c'est celle-ci : Pensez-vous que les hommes qui composent les associations savantes à Bordeaux ne soient pas capables de produire de bons ouvrages? Il faut se garder d'en douter. Pourquoi donc ne mettent-ils pas la main à l'œuvre, et ne nous enrichissent-ils pas de leurs travaux? Un mot sur cette dernière réflexion va suffire pour empêcher tout le blâme de tomber sur le personnel des sociétaires. En général, dans les grandes entreprises des travaux scientifiques, il faut être mû par un intérêt quelconque, et être soutenu contre tous les dégoûts, les peines et les soins qu'elles occasionnent. L'assistance de quelque puissante protection est donc utile. D'ordinaire c'est l'autorité qui doit se charger de ce soin; mais de nos jours les autorités municipales et départementales, dans les attributions desquelles se trouve la direction des beaux-arts et des sciences, n'ont point sur le trésor public un crédit capable de favoriser ces entreprises. Les efforts de l'esprit restent donc inaperçus dans les mœurs publiques actuelles toutes consacrées au mouvement et aux agitations. Le zèle qui n'est point excité se relâche, se détourne des grands travaux, parce qu'ils n'assurent aucun bénéfice ; ainsi on se contente de vivre dans sa petite sphère et de couler ses jours le plus heureusement que possible. Il faut donc moins accuser un défaut de fonds dans les associations scientifiques, que la forme et la direction qu'elles reçoivent des autorités supérieures.

On a vu plusieurs associations littéraires se former à Bordeaux. Toutes ont annoncé l'intention de répandre les lumières médicales, de propager les découvertes utiles, d'éclairer le public, enfin tout ce que l'on débite ordinairement pour avoir des abonnés qui paient d'abord, et vous lisent ensuite, si cela leur fait plaisir. Comme les fœtus qui sortent avant le terme du sein de leurs mères, ces entreprises n'ont jamais pu acquérir les conditions de la viabilité. Leur existence éphémère a toujours décélé, aux yeux de l'observateur, un vice de lésion profonde d'organisation.

L'esprit d'un journal, ce me semble, doit le poser en sentinelle avancée dans le domaine de la science, afin de veiller à la conservation des bonnes doctrines que l'expérience a sanctionnées. C'est aux journaux à garantir les esprits faibles de l'envahissement dangereux des systèmes. Il leur appartient de tracer les voies de la saine pratique, et de montrer du doigt les écueils. Enfin il rentre dans les attributions des journaux de faire jouir le public des découvertes utiles, de signaler les abus qui en arrêtent la popularisation, de soulever de hautes questions scientifiques, de les traiter et de les résoudre. Un journal ainsi rédigé jettera des racines profondes, étendues, parmi le monde savant, portera au loin ses productions, et s'assurera une longévité, bien qu'il soit rédigé en province.

Une telle entreprise ne peut être mise en jeu que par l'amour de la science, soutenu de ce zèle ardent qui seul donne la vie aux grandes œuvres littéraires. Mais pourquoi, se demande-t-on souvent, ces entreprises ne réussissent-elles pas à Bordeaux? Les médecins qu'on y rencontre manquent-ils des qualités essentielles aux hommes qui veulent transmettre leurs pensées? Eh! non, sans doute. Ce qui leur manque, c'est une bonne direction, c'est la forme, c'est le but, c'est l'abnégation qu'il faut faire du *moi personnel*. Or, le journalisme à Bordeaux n'est point encore à cette hauteur, même au milieu des beaux talens qui nous entourent.

Si on n'arrivait aux emplois publics que par ordre de mérite, comme je l'ai dit tant de fois; si l'on obligeait les médecins à consigner annuellement le fruit de leurs travaux dans des répertoires, vous verriez que cette habitude de s'occuper du travail du cabinet donnerait des écrivains. Des mémoires étendus, des discussions scientifiques, occuperaient alors les colonnes de nos journaux, à la place des courts articles que l'on y a lus le plus souvent.

Des hommes blanchis par l'âge vous prennent quelquefois par le bras, et vous disent officieusement à voix basse, à l'oreille : Mon cher, gardez-vous d'écrire, ou bien vous vous ferez un grand tort ! A Bordeaux, on n'aime pas ce genre, parce que les publications que l'on fait supposent qu'on n'est point occupé. Ainsi on cherche à lancer l'anathème à quiconque veut se servir de la pensée. Hâtez-vous, Messieurs, de détruire ce déplorable préjugé en ouvrant les portes des hospices à l'émulation.

Le temps qui change tout, change aussi nos humeurs ;
Chaque âge a ses plaisirs, son esprit et ses mœurs (1).

La vie publique du médecin a ses périodes comme le cours de la vie humaine. Un jeune homme est bouillant de zèle et d'amour pour la

(1) Boileau.

science qu'il acquiert d'abord au premier période. Il en fait ensuite l'heureuse application à la pratique dans le deuxième. Au moyen âge, il recueille le fruit de ses peines et de ses veilles. L'homme parvenu ainsi dans le troisième période de sa vie médicale, est riche de son expérience et des biens que ses travaux lui ont fait naturellement acquérir.

A cette époque de sa vie, le praticien a déjà formé son jugement par l'expérience. Il sait généraliser ses idées sur les faits qui se sont présentés à son observation. Il en tire ensuite des inductions pratiques qui portent le caractère aphoristique.

Dans la vie de l'homme instruit, les périodes se succèdent, de manière que la fin du premier prépare toujours l'esprit pour atteindre le second. Le médecin qui aura passé sa jeunesse à cultiver les dons de son intelligence, et employé l'époque moyenne de sa vie à faire le bien prescrit par sa profession, ne démentira pas ses habitudes.

Le médecin qui a su s'élever par son propre mérite, s'enrichir de ses honorables travaux, saura conserver parce qu'il aura su acquérir; mais quelqu'ordonné qu'il soit, il est des libéralités qui appartiennent à la vie publique du médecin et qu'il sait généreusement accorder. Ses habitudes établies sans faste concordent avec son rang. Le médecin doit profiter dans la vie de toutes les aisances que peut lui procurer la fortune qu'il s'est déjà acquise. Un docteur très-occupé, dans une grande ville, doit éviter toutes les fatigues qui usent si directement les forces. Les fatigues soutenues nuisent beaucoup au développement de l'esprit et aux productions de la pensée. Le médecin doit acquérir pour jouir, et jouir avec modération pour durer plus long-temps. Les jouissances douces et paisibles prolongent la vie; elles donnent de l'énergie à l'esprit.

La maison du médecin instruit, fortuné et âgé, ne peut point rester murée au commerce des savans. Un des plus beaux attributs de la fortune acquise par le talent, c'est de pouvoir s'entourer, à peu de frais, de tous les hommes instruits qui cultivent les arts, les lettres, les sciences, etc. C'est dans ces sortes d'instituts que l'on organise pour une soirée, que l'on voit les esprits échanger une grande somme de connaissances et se rendre le commerce de la vie si délicieux. J'invoque ici, pour appuyer ce que j'exprime, le souvenir de tous les hommes qui ont vécu dans les sociétés à Paris, où l'on a l'habitude de réunir des talens distingués appartenant à toutes les professions, à tous les rangs. Que de médecins se rappellent les réunions du savant professeur de Paris, dans son hôtel de la rue de Varennes!

L'esprit de ces réunions admet la simplicité et

le sans-façon; il en bannit toutes les formes et toutes les exigences de l'ostentation, qui quelquefois cherche à éblouir par de l'éclat, afin de mieux cacher la position critique d'un homme à la mode. On a vu plus d'un bilan porter un long article sur ces abus, que la morale condamne publiquement, mais qu'en attendant les créanciers payent.

Le médecin aisé qui possède une belle bibliothèque se fait d'ordinaire un plaisir de la montrer à de jeunes disciples, et de leur indiquer les bons ouvrages à méditer, ceux à éviter, les bons chapitres, les bons articles quelquefois enfouis.

S'il a été habile dans la médecine opératoire, il leur montrera un bel arsenal; les jeunes gens d'ordinaire ont du plaisir à l'examiner. Il leur signalera la différence et la perfection des instrumens que l'on fait de nos jours avec ceux des époques précédentes, la manière de s'en servir, et les services qu'ils aident à rendre.

Que penser d'un médecin devenu riche, et qui va mendier de porte en porte l'emprunt d'un instrument pour l'opération la plus simple? Un militaire va-t-il emprunter un épée au moment du combat? Ne court-on pas le risque de laisser périr mille fois un malade dans un cas urgent, du temps que l'on court à la recherche des choses nécessaires?

Un médecin âgé, qui porte dans ses habitudes

toutes les façons et les manières de la bonne compagnie, offre dans son salon, aux jeunes médecins et aux jeunes disciples qu'il convie, un véritable cours pratique de ce qu'on n'enseigne nulle part, qu'il est si essentiel de connaître; c'est la bonne tenue, l'usage de la bonne société, le ton, les formes de l'homme bien élevé.

Un tel médecin mérite assurément la vénération. J'aime et j'honore la vieillesse; mais que j'aime davantage un vieillard qui marque chaque jour de la fin de sa carrière par quelque service rendu à la science ou à ses ministres! Le philosophe Sénèque s'exprime en ces termes sur la vieillesse (1):

« Ainsi, ne croyons pas qu'un homme a long- » temps vécu, parce que nous lui voyons des che- » veux blancs ou des rides : il n'a pas vécu long- » temps, *il a seulement été fort long-temps sur* » *la terre*. Quoi donc! croiriez-vous qu'un homme » a beaucoup navigué, lorsqu'au sortir du port il » s'est vu assailli d'une tempête qui l'a vivement » ballotté, ou lorsque les efforts des vents divers » l'ont forcé de tournoyer sans cesse? Un tel hom- » me n'a pas beaucoup navigué, il n'a fait qu'être » agité. Je suis communément surpris de voir » des gens demander à un autre son temps, et » celui-ci l'accorder avec tant de facilité. Tous » deux font attention au motif de la demande,

(1) *De la Brièveté de la Vie*, chapitre VIII.

» aucun à la chose demandée : on la demande
» comme un rien, on l'accorde de même. On se
» fait un jeu de la chose du monde la plus pré-
» cieuse; on s'y trompe, parce qu'elle est incor-
» porelle et incapable de frapper les yeux; voilà
» pourquoi on la regarde comme méprisable, et
» même de nul prix Des personnages très-dis-
» tingués, des sénateurs, reçoivent des présens
» annuels; ils louent, pour ainsi dire, leurs tra-
» vaux, leurs soins, leur attention : mais per-
» sonne n'estime le temps; on le dissipe comme
» un bien de nulle valeur. Mais voyez ces mêmes
» gens malades; s'ils se croient en danger de
» mourir, ils embrassent les genoux des médecins :
» craignent-ils le dernier supplice? Ils sont prêts
» à donner tous leurs biens pour racheter leur
» vie, tant leurs passions sont peu d'accord entre
» elles ! etc. ».

L'étude des mœurs politiques enseigne les vicissitudes que l'esprit des nations a eu à supporter dans les périodes de leurs existences, marquées par les grandes révolutions et les formes qu'elles impriment à l'esprit public. Les divinités du moment imposent toujours leur culte à la société au détriment des divinités de la veille. Les professions libérales ont aussi éprouvé leurs modifications dans l'esprit qui les anime et les régit. Les médecins de la vieille roche, sous leurs perruques à marteaux et appuyés sur leur canne à bec à corbin, ne transigeaient jamais avec la dignité de la robe et de la toge. Le caractère fier de leur profession les élevaient à la hauteur de toutes les prétentions qui surgissaient à leurs côtés, et la médecine a vu plus d'une fois la royauté descendre au ton de la familiarité avec elle. Les médecins d'une école plus moderne ont voulu placer la dignité du médecin dans la somme de connaissances qu'il possède.

Aujourd'hui et parmi nous, il ne dépend que de l'administration des hospices de laisser à la profession médicale la latitude d'atteindre ses nobles destinées, et de se parer de cette dignité de tradition qu'elle a reçue de son antique origine. Si par hasard le caractère de médecin avait été altéré ou détourné de son véritable but dans quelques circonstances, incessamment on verrait ces erreurs s'effacer devant la tenue imposante du corps.

Dans des temps plus heureux, où la science avait tant de crédit, on disait communément : « Tel médecin a fourni une belle carrière, il a » rendu de grands services à ses concitoyens, fait » de beaux ouvrages, a doté la science de telle ou » telle découverte qui l'honore, ainsi que le pays qui l'a reçu ». Puissent les mœurs médicales faire entendre bientôt parmi nous le même langage, et rectifier l'opinion du petit nombre qui n'estime le mérite du médecin que d'une manière relative avec son avoir!

La fortune n'est utile qu'autant qu'elle nous procure un bonheur relatif. Placée entre les mains d'un médecin, elle doit l'aider à porter plus vîte les secours aux malades qui ont besoin de lui : elle doit concourir à sa conservation par tous les moyens possibles que l'aisance peut lui procurer. Il importe peu au public de savoir quel est le chiffre de la fortune que laisse à sa mort tel médecin; mais il est très-intéressé à connaître s'il se survit dans de bons ouvrages, ou dans de bons élèves qu'il aura formés. Les faveurs publiques comblent d'ordinaire un médecin distingué d'honneurs et de biens. L'usage qu'il aura fait de la fortune qu'il aura acquise, témoignera s'il en était digne ou indigne.

Tels sont, Messieurs, les aperçus que j'ai recueillis dans une cité que j'aime, en exerçant une profession que j'honore et qui fait toutes mes délices. L'auteur des *Liaisons dangereuses*, empruntant une phrase à J.-J. Rousseau, a mis à la tête de son ouvrage ce que j'ose placer à la fin de celui-ci :

J'ai vu les mœurs de mon temps, et j'ai écrit ces lettres.

Veuillez agréer, etc.

FIN.

TABLE DES MATIÈRES.

Pages

Au lecteur.. i.

PREMIÈRE LETTRE.

Érection de l'hôpital Saint-André de Bordeaux. — Administrateurs qui ont concouru à la construction de ce beau monument. — Énumération des ressources fournies pour son entretien et celui des hospices civils de Bordeaux. — Répartitions spéciales des revenus des hospices; population et mouvement dans chacun de ses établissemens.

Cette première lettre est adressée à M. le Baron Dubois, professeur de la Faculté de Médecine de Paris......... 1.

SECONDE LETTRE.

Examen du réglement relatif au service médico-chirurgical de l'hôpital Saint-André de Bordeaux. — Incompétence de la commission administrative des hospices, pour procéder à la nomination des médecins et chirurgiens. — Anomalie entre le mode actuel des nominations des médecins et celui de la nomination des chirurgiens; abus résultant de ces faux principes.. 13.

Cette lettre et les suivantes sont adressées à MM. les membres de la commission administrative des hospices.

Pages

TROISIÈME LETTRE.

Quelques considérations sur le mode du concours institué selon le réglement actuel pour la place de chirurgien aide-major dans l'hôpital Saint-André .... 37.

QUATRIÈME LETTRE.

Nécessité d'adjoindre un jury médical à la commission administrative des hospices de Bordeaux. — Mode de nomination des membres du jury. — Ses attributions spéciales. — Utilité d'un inspecteur du service de santé dans les hospices — Méthodes de traitement des médecins et chirurgiens de l'hôpital Saint-André........................ 51.

CINQUIÈME LETTRE.

Considérations sur une *économie médicale* à instituer dans les hôpitaux de Bordeaux. — Ses conséquences importantes pour la pratique. — Coup-d'œil rapide sur les divers hospices civils entretenus par la ville de Bordeaux. — Élémens nombreux d'instruction publique qu'on y rencontre.................. 83.

SIXIÈME LETTRE.

Continuation du sujet précédent.................. 100.

SEPTIÈME LETTRE.

Inductions naturelles et morales des sujets traités dans les précédentes lettres.................. 112.

Pages

HUITIÈME LETTRE.

Aperçus philosophiques sur les mœurs médicales de Bordeaux .... 125.

NEUVIÈME LETTRE.

Modifications que les mœurs médicales pourront éprouver sous l'influence d'un nouveau système d'élection adopté dans les hôpitaux.. 137.

DIXIÈME LETTRE.

Choix des médecins pour former une consultation .... 146.

ONZIÈME LETTRE.

Consultation .... 163.

DOUZIÈME LETTRE.

Différence de position sociale entre les médecins. — Causes de cette différence. — Associations scientifiques et littéraires. — Dernier période de la vie médicale .... 172.

www.ingramcontent.com/pod-product-compliance
Ingram Content Group UK Ltd.
Pitfield, Milton Keynes, MK11 3LW, UK
UKHW022017170726
13837UKWH00001B/245

9 782329 260037